Aus der
Praxis der Kinderchirurgie

Von

Dr. Anton v. Khautz
Primararzt der chirurgischen Abteilung
des St.-Josef-Kinderspitales in Wien

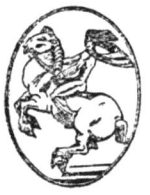

Wien
Springer-Verlag
1945

ISBN-13:978-3-7091-9615-1   e-ISBN-13:978-3-7091-9862-9
DOI: 10.1007/978-3-7091-9862-9

Alle Rechte, insbesondere das der Übersetzung
in fremde Sprachen, vorbehalten.

Vorwort.

Die Heranbildung zahlreicher junger Ärzte mit oft noch „feuchtem" Doktordiplom an meiner Abteilung und der Verkehr mit einer Reihe von Kinderärzten haben mich bewogen, die Erfahrungen, die ich in einer mehr als 30jährigen Tätigkeit als Leiter der chirurgischen Abteilung eines Kinderkrankenhauses erwerben konnte, in diesem Büchlein niederzulegen. Es wird dem älteren Arzte kaum etwas Neues bringen, es macht auch keinen Anspruch auf Vollständigkeit, es soll in erster Linie dem jungen Kollegen, der sich für die Chirurgie des Kindesalters interessiert und im Inspektionsdienst oft allein steht, ein Berater, dem internen Kinderarzte in dem nicht so kleinen Grenzgebiete der Chirurgie manchmal eine Unterstützung sein.

Wien, im September 1944.

A. von Khautz.

Inhaltsverzeichnis.

Seite

I. Allgemeines 1

Grundsätze für die Vornahme von Operationen. Narkose . 1
Kontrolle des Heilungsverlaufes nach Operationen 4
Bluttransfusion. Aderlaß 5
Dauertropf-Infusion 8

II. Chirurgische Krankheiten der Säuglinge im Bereiche des äußeren Genitales, Afters und Nabels, ausschließlich Hernien, Hydrocelen und Kryptorchismus 10

Phimose 10
Progenitales Oedem 13
Angeborene Anomalien im Bereiche des Afters und äußeren Genitales. Atresia ani 14
Angeborene Spaltbildungen an der Harnblase und äußerem Genitale 15
Nabelschnurbruch 16
Nabelgranulom. Angeborene Nabelfistel 17

III. Chirurgische Krankheiten am Kopfe und am Halse 18

Angeborene Spaltbildungen im Gesichte und in der Mundhöhle 18
Schiefhals 19
Geschwülste und Schwellungen am Kopfe 20
Geschwülste und Schwellungen am Halse und in der Mundhöhle 22
Angeborene mediane Halsfistel und Zyste 27
Die akute Lymphadenitis am Halse im frühen Kindesalter 27
Geschwülste und Schwellungen am Kopf bei größeren Kindern 28

IV. Hernien und Hydrocelen. Kryptorchismus 29

Nabelbrüche. Epigastrische Hernien. Nabelkoliken 29
Radikaloperation des Nabelbruches 31
Wasserbruch (Hydrocele) 33
Leistenbrüche 35
Radikaloperation der Leistenbrüche 39
Kryptorchismus 42

V. Chirurgische Erkrankungen des Bauches ... 43

  a) Entzündlicher Natur ... 43
    Untersuchung bei akuten Baucherkrankungen ... 43
    Akute Appendicitis ... 47
    Chronische Appendicitis ... 53
    Pneumokokken-Peritonitis. Streptokokken-Peritonitis . 54
    Perforations-Peritonitis ... 55
    Paranephritischer Abszeß ... 56
    Appendektomie ... 57
    Resektion des Meckelschen Dünndarm-Divertikels ... 59
    Behandlung der subakuten eiterigen Appendicitis ... 60
    Überraschungen bei der Operation einer vermeintlichen „akuten Appendicitis" ... 61

  b) Mechanischer Natur ... 65
    Angeborene Atresie des Oesophagus ... 65
    Ileus. Angeborene Pylorusstenose ... 67
    Invagination ... 68
    Volvulus ... 72
    Adhaesions-Ileus und Darmstrangulation ... 72
    Anzeichen von Darmstenose und Ileus nach Operationen 73
    Früh-Ileus ... 74
    Enterostomie (Ileostomie) ... 75
    Spät-Ileus ... 75

VI. Verletzungen ... 76

  a) Allgemeine Untersuchung nach stumpfen Gewalteinwirkungen ... 76

  b) Harnblasenruptur und tiefe Harnröhrenzerreißung ... 80

  c) Verletzungen der Extremitäten ... 83
    Untersuchung bei subcutanen Verletzungen der oberen Extremität ... 83
    Erstes Vorgehen bei eingelioferten Knochenbrüchen der Gliedmaßen ... 86
    Epiphysenlösungen ... 88
    Behandlung der Knochenbrüche der oberen Extremität 89
    Schlüsselbeinbrüche ... 93
    Daumenkontraktur bei Kleinkindern ... 95
    Knochenbrüche der unteren Extremität ... 95

VII. Geschwülste und Schwellungen an den Gliedmaßen ... 98

VIII. Erkrankungen der unteren Extremitäten ... 99

  a) Deformitäten der unteren Extremitäten ... 99
  b) Hüftbeschwerden, angeborene Hüftverrenkung ... 102

VII

Seite
IX. **Erkrankungen der Harnwege** 107
    Harnbeschwerden 107
    Niere und Nierengeschwülste 108
    Nierensteine 109

X. **Erkrankungen des Mastdarmes** 109

XI. **Eiterungsprozesse** 113
    Furunkel, Karbunkel, Abszesse und Phlegmonen 113
    Subpectorale Phlegmone 114
    Phlegmone, Erysipel, Erysipeloid 115
    Die akute regionäre Lymphdrüsenentzündung an den Extremitäten 116
    Akute eiterige Osteomyelitis 117
    Behandlung des Pleuraempyems 121

XII. **Chirurgische Tuberkulose** 122
    Behandlung der Lymphdrüsentuberkulose 122
    Behandlung der Knochen- und Gelenkstuberkulose 123

XIII. **Erkrankungen der Haut- und Schleimhäute** 124
    Behandlung der Haemangiome 124
    Warzen und Schwielen 126
    Verbrennungen und Verätzungen 127
    Hundebisse 128

XIV. **Fremdkörper** 129

XV. **Mißbildungen an der Wirbelsäule und den Fingern** 134
    Angeborene Spaltbildungen der Lendenwirbelsäule (Spina bifida) und Geschwulstbildungen daselbst (Meningocele spinalis) 134
    Polydaktylie. Syndaktylie 135

I. Allgemeines.

Grundsätze für die Vornahme von Operationen. Narkose.

Vor jedem Eingriff muß die *Einwilligung der Eltern* oder deren Stellvertreter vorhanden sein, und nur bei Lebensgefahr kann sie nachher beigebracht werden. Auch untersuche man genau die *Mundhöhle* und die *äußere Haut*, ob nicht *Prodrome einer akuten Infektion* (Angina, Kopliks) oder eines Exanthems vorhanden sind. Auch auf Schuppung an der Hohlhand (nach Scharlach) ist zu achten.

Aufschiebbare Operationen nehme man namentlich bei Säuglingen und Kleinkindern nur vor, wenn diese mit ihren Verdauungs- und Atmungsorganen vollkommen in Ordnung und wenn sie fieberfrei sind. Ein Durchfall, ein starker Schnupfen, eine leichte Angina oder Bronchitis kann bei einem Kleinkinde durch die Operation, bzw. Narkose verhängnisvoll werden. Die Gewichtskurve beim Säugling soll bis zur Operation eine aufsteigende sein, ein völliges Absetzen von der Mutterbrust unmittelbar vor einer Operation ist für das Kind gefährlich.

Daß vor aseptischen Eingriffen die Haut am ganzen Körper frei von Eiterherden, Furunkeln, Ekzem, Impfpusteln sein soll, ist selbstverständlich. Die zarte Haut des Säuglings ist ohnehin schwer zu desinfizieren. Ein Klystier und ein Bad am Tage vor dem Eingriff sind angezeigt, ebenso daß das Kind wenigstens 5 bis 6 Stunden vor der Operation nüchtern ist.

Die Hautdesinfektion mit Benzin und $70^0/_0$igem Alkohol, wenn sie nicht zu energisch gemacht wird, und der Anstrich mit $1^0/_0$igem Pikrinalkohol werden auch vom Säugling gut vertragen.

Längeres Liegen auf benzinfeuchten Stellen oder längeres Berühren zweier solcher Hautflächen (Oberschenkel, Achselhöhle) rufen leicht unangenehme Brandschorfe hervor. Man überschwemme daher nicht mit Benzin, lege trockene Tücher unter, bzw. Gaze zwischen die sich berührenden Oberschenkelflächen.

Schwer zu desinfizierende Hautstellen (äußeres Genitale, Gesicht, behaarter Kopf) werden nach Mastisolanstrich mit sterilen Tüchern abgedeckt.

Im Säuglingsalter und bei Kleinkindern werden die meisten länger dauernden Eingriffe in Allgemeinnarkose vorgenommen, wozu wir den *reinen Schwefeläther* verwenden (Aether sulfuricus pro narcosi). Da der Äther auf die empfindlichen Schleimhäute der kindlichen Atmungswege reizend wirkt (Ätherrasseln) setzen wir ihm als Adstringens einige Tropfen Ol. Pini Pumilionis zu (3—5 Tropfen auf 100 cc Äther). Bei sehr schwachen Kindern kann die nötige Äthermenge durch ein Luminalzäpfchen zu 0,05—0,1, das wenigstens eine halbe Stunde vor der Operation gegeben wird, und Cognac-Klistier von 10 cc auf ein Minimum von einigen cc herabgesetzt werden.

Warnen möchte ich vor der Anwendung von *Chloräthyl* zur Allgemeinnarkose und bei Säuglingen und Kleinkindern selbst bei kurzdauernden Eingriffen (Inzisionen usw.); es kann rasch zu schwerer Asphyxie führen. Gut eignet es sich zum Chloräthylrausch bei größeren Kindern und zur Einleitung der späteren Äthernarkose.

Ebenso gefährlich ist das *Chloroform,* da wir ja den Status thymicus nur ganz selten vorher feststellen können; es sind meist nur schwere Bronchtiden bei dringlichen Eingriffen, welche an die Vermeidung von Äther und Verwendung von Chloroform denken lassen.

Die im Kindesalter wegen ihrer mehrfachen Vorzüge (Vermeidung des psychischen Schocks der Inhalations-Narkose, Freibleiben des Gesichtes bei Operationen daselbst, Wegfall einer Reizung der Atmungsorgane) sehr beliebte und von Kindern auch meist gut vertragene *rectale Avertin-Narkose* haben wir genau nach der Vorschrift und immer nur als Basis-Narkose in 49 Fällen mit sehr gutem Erfolge verwendet, wobei wir allerdings wegen zu geringer Tiefe der Narkose wiederholt mit Äther nachhelfen mußten. Im 50. Falle stellte sich bald nach dem Avertin-Klysma noch im Bette vor der Operation eine schwere Asphyxie ein, welche trotz sofortigen Ablassens des Klysmas und zweistündigen Bemühungen (künstliche Atmung, Sauerstoff-, Kohlensäure-Inhalation, Lobelin-, Coffein-, Coramin-Injektion usw.) unter vorübergehender Wiederkehr der Atmung zum Exitus letalis führte. Die gerichtliche Obduktion ergab zwar eine verminderte Widerstandsfähigkeit des 5jährigen Kindes (Status thymicus, starke Verdünnung der Hirnschale durch Impressiones digitatae, alte Pleura-Adhaesionen nach einem bei uns operierten Empyem), die aber vorher nicht zu erkennen war, und da damals auch in anderen Krankenanstalten mehrere Todesfälle nach Avertin-Narkose vorgekommen waren, haben wir sie seither nicht mehr verwendet.

Von der bei Erwachsenen und namentlich älteren Leuten mit ausgezeichnetem Erfolge angewandten *intravenösen Evipan-Natrium-Narkose* haben wir im Kindesalter nie Gebrauch gemacht, obwohl sie von manchen Seiten, besonders bei Tonsillektomien, gelobt wird. Stößt die bloße intravenöse Injektion bei Kindern schon oft genug auf Schwierigkeiten, so hat uns auch das Versagen dieser Anästhesierungsart bei Patienten unter 30 Jahren zu Zurückhaltung bestimmt.

Eine Operation in *Lokalanästhesie* kommt bei kleineren Eingriffen (Entfernung von kleinen Geschwülsten usw.) bei Säuglingen oder auch größeren (z. B. Trepanation bei Schädelverletzungen) bei Bewußtlosen in Frage. Sonst erfordert sie gute Selbstbeherrschung des Kranken und eine geschickte psychische Assistenz.

So gelang es mir mehrmals, bei 6—8jährigen Kindern wegen Adhaesions-Ileus nach Appendicitis, wo wegen des wiederholten Erbrechens eine Allgemeinbetäubung gefährlich war, in reiner Lokalanästhesie eine Enterostomie auszuführen und die Kinder so zu retten.

Daß der *Operationsraum gut gewärmt* sein muß (25—28° C) und die Kinder (namentlich Säuglinge, Frühgeburten) auch während des Transportes vor und nach dem Eingriffe gut vor Abkühlung geschützt sein müssen, ist unerläßlich. Lieber mögen der Operateur und das Personal etwas schwitzen, ehe das Kind erkältet wird.

Säuglinge und Kleinkinder sind auch sehr empfindlich gegen *Blutverlust.* Bei der Exstirpation blutreicher Geschwülste (Haemangiome), besonders der stark blutenden Kopfhaut, wird durch Aufpressen der Hände gegen den Knochen rings um die Geschwulst eine vorübergehende Blutsperrung erreicht. Die Exzision muß möglichst rasch erfolgen. Vor dem Anlegen des Verbandes darf kein Blut mehr aus der Wunde sickern. Kompressionsverbände sind bei Säuglingen wegen der Zartheit der Gewebe nicht gut anzulegen. Nicht ungefährlich sind auch feuchte oder Salbenverbände nach frischen Inzisionen, wenn die Blutung aus der Wunde nicht vollkommen steht, da sie die Blutgerinnung verzögern und das Blut in den Verband hineinsaugen.

Bei der Unruhe und Unvernunft der Kinder muß der *Verband* besonders nach aseptischen Eingriffen exakt und unverschieblich sitzen. Die ersten Verbandlagen über der Wunde werden am besten mit Mastisol an die Haut angeklebt. Hiezu eignet sich vorzüglich der schon von *v. Oettingen* empfohlene Barchent oder Flanell, den wir in Streifen geschnitten steril vorrätig halten. Ältere Säuglinge und Kleinkinder stehen nach Herniotomien oft schon am Tage nach der Operation aufrecht im Gitterbett und beginnen nicht selten lebhaft zu wippen, was die Eltern in Aufregung versetzt, doch haben wir nach richtig ausgeführter Operation und bei festem Verband einen Schaden davon nie gesehen.

Gegen die *Schmerzen nach einem Eingriffe* geben wir bei Säuglingen *Ditonal-Zäpfchen* (für Säuglinge) oder *Pyramidon-Zäpfchen* zu 0,1, bei größeren Kindern solche zu 0,3 bis 0,5, bei Kindern über 10 Jahren eine Pantopon-Injektion von 0,01, wenn sie eine solche nicht schon vor der Operation erhalten haben.

Zur Vermeidung des unangenehmen „Ätherrasselns" bei Äther-Narkosen, namentlich wenn die Luftwege nicht ganz rein sind, empfiehlt sich eine *Atropin-Injektion* von $1/2$ bis 1 Milligramm kurz vor der Operation.

Kontrolle des Heilungsverlaufes nach Operationen.

Bei Säuglingen kontrollieren wir die *Temperatur* durch Messung im After, was auf dem Temperaturzettel zu vermerken ist (R = rectal, neben dem Temperaturvermerk, A = axillar). Erfahrungsgemäß steigt die Temperatur bei Säuglingen auch nach ganz aseptischen Eingriffen und bei weiter aseptischem Verlaufe in den ersten 24 Stunden fast regelmäßig auf 38° bis 38,5° rectal und kehrt am nächsten oder zweitnächsten Tage zur Norm zurück, hat also nichts Beunruhigendes an sich. Dieses postoperative Fieber mag auf die Erregung vor der Operation, Blut Resorption, Reizung der Luftwege durch die Narkose, Stuhlverhaltung zurückzuführen sein.

Erst ein weiteres Hochbleiben der Temperatur über der Norm gibt zu denken und Anlaß, nach der Ursache zu forschen (Inspektion der Mund- und Rachenschleimhaut, Exanthem? Lunge? Stuhl? Verband- und Wundrevision).

Bei größeren Kindern und insbesondere nach Bauch-, Thorax- und Schädeloperationen ist täglich auch der *Puls* zu zählen. Bei Säuglingen begnügen wir uns mit dem Aussehen des Kindes und dem Betasten der großen Fontanelle, ob sie mittelweich, gespannt oder eingesunken ist, wodurch wir ein Bild vom Blutdruck erhalten.

Ferner ist *Erbrechen* und *Stuhlgang* zu vermerken.

Bei verordneten Medikamenten und Injektionen, die am Temperaturzettel einzutragen sind, ist die Verabreichung jedesmal anzuhaken.

Verbände sind zu *kontrollieren*, etwaige Lockerung oder Verschiebung zu beheben. Bei Gipsverbänden sind Finger oder Zehen nachzusehen, ob sie geschwollen, blau, oder kühl oder normal gefärbt und warm sind, bei Hals-, Brust- und Bauchverbänden, ob sie nicht einschnüren, die Atmung und Zirkulation behindern; ob bei stärker blutenden oder eiternden Wunden Blut oder Eiter durch den Verband durchgeschlagen hat und eine Deckung erforderlich ist, damit die Leib- und Bettwäsche nicht beschmutzt wird usw.

Es ergeben sich je nach der Art der Erkrankung und des Eingriffes noch verschiedene Punkte, auf die bei der Visite das Augenmerk zu richten ist.

Bluttransfusion. Aderlaß.

Die Transfusion haben wir bei *größeren* Kindern (von 6 Jahren an und bei gut entwickelten Venen) so wie bei Erwachsenen mit einer *Percy*-Röhre gemacht. Wir haben Röhren mit verschieden fein ausgezogener Spitze, die schräg abgeschliffen ist, doch hat diese sonst ausgezeichnete Methode eine Grenze bei den engen Gefäßen von Kleinkindern und gar erst bei Säuglingen. Wir sind deshalb bei diesen zur Übertragung von *Citratblut* übergegangen. Von *chirurgischer* Seite hatten wir selten eine Indikation, es waren Fälle von schwerer Peritonitis oder bedrohliche Nachblutungen nach Tonsillektomien (anderwärts gemacht). Meist wurde das Verlangen von *interner* Seite gestellt: bei Blutkrankheiten, schweren Darmerkrankungen, Toxikosen u. a.

Wenn nach beiderseitiger Blutgruppenbestimmung der geeignete Spender, meist in der Gestalt eines Angehörigen des Patienten, gefunden war, wurden Mengen von 50—300 cc Citratblut, bei größeren Kindern bis 500 cc reines Blut übertragen. Bei internen Erkrankungen überließen wir die Beurteilung der Blutmenge dem Internisten.

Die *Bestimmung der Blutgruppen* gehört heute zur allgemeinen Ausbildung des Mediziners, ebenso darf ich den Gebrauch der *Percy*-Röhre als bekannt voraussetzen. Die Citrat-Blutübertragung bei kleinen Kindern und Säuglingen machen wir in folgender Weise:

Es ist vorzubereiten: je ein Operationstisch für den Spender und für den Empfänger mit entsprechender Beleuchtung. Für den Spender eine Gummibinde oder ein Blutdruckmeßapparat, womit der Arm (meist der linke) mit geeigneter Vene auf ca. 80—100 Rivarocci gestaut wird, ferner 2 verschieden starke Hohlnadeln zur Blutentnahme, ein Meßzylinder von 100 cc und einer von 500 cc, ein langer Glasstab, eine Glasschale von $1/4$ Liter Fassungsvermögen, 100 g sterile $3,8^0/_0$ige wässerige Lösung von Natrium citricum, 20 cc einer $2^0/_0$igen Novocain-Lösung und ein Porzellanschälchen für diese Lösung.

An Instrumenten:

1 5-cc-Rekordspritze zur Lokalanästhesie,
2 feine Injektionsnadeln,
1 kleines Skalpell,
2 kleine anatomische Pinzetten,
2 kleine vierzinkige Häkchen,
1 spitzstumpfe Nadel (Ligatur-Instrument),
2 Schieber (Sperrpinzetten),
1 feine Gefäßschere (gerade oder gebogen),
1 feine Hakenpinzette,
1 feine Gefäßklemme,
3 feine verschieden weite Venenkanülen (von der Dicke einer stärkeren Injektionsnadel) zum Einbinden, vor dem Ende aufgerauht oder mit einem Höcker (Nase) versehen,
2 20-cc-Rekordspritzen.

Zur Wundnaht: 1 chirurgische Pinzette, 1 Nadelhalter, mehrere feine Hautnadeln, 1 gerade chirurgische Schere.

Der Arm des Kindes für die Blutaufnahme wird auf den Tischrand gelagert. Eine Hilfsperson sitzt seitlich neben dem Fußende des Tisches und hält den Arm des Kindes dauernd gestreckt. Nach Desinfektion der Ellenbeuge des Spenders und Empfängers und Abdecken des Operationsfeldes mit sterilen Leinenkompressen wird beim Kinde nach oberflächlicher Novocain-Injektion bei gut sichtbarer Vene diese durch einen Längsschnitt freigelegt; ist keine Vene zu sehen, so wird nach einem Querschnitt durch die Haut eine geeignete Vene aufgesucht. Diese wird mit 2 anatomischen Pinzetten $1^1/_2$—2 cm lang von subcutanem Fett- und Bindegewebe frei präpariert, distal mit Seide unterbunden, proximal mit einem Seidenfaden locker umschlungen. Die beiden Seidenfäden werden mit je einem Schieber an den Leinenkompressen festgeklemmt. Nun wird aus der gestauten Vene des Spenders durch Punktion (falls dies nicht gelingt, durch Venaesectio) die gewünschte Menge Blut in den Meßzylinder abgelassen unter ständigem Verrühren mit dem Glasstab mit der im Zylinder bereits vorhandenen Citratlösung. Wir nehmen $10^0/_0$ Citratlösung auf die Blutmenge, also 10 cc Citrat auf 90 cc Blut. Das zu entnehmende Blutquantum muß daher vor der Entnahme festgesetzt sein. Hohlnadel, Kanülen und 20-cc-Spritzen sind vor Gebrauch mit Citratlösung durchzuspülen. Ist die Blutentnahme beendet, wird die Stauungsbinde rasch abgenommen und die Punktionsöffnung am erhobenen Arm mit einem fest angepreßten Tupfer und Heftpflaster geschlossen. Während das Citratblut aus dem Zylinder in die Glasschale gegossen und von dort in die 20-cc-Spritzen aufgezogen wird, wird die freigelegte Vene beim Empfänger mit einer feinen Pinzette angehoben und mit der Gefäßschere schräg genügend eingezwickt, worauf sofort die Venenkanüle herzwärts hineingeschoben wird und mit dem umschlungenen Faden mit *einfachem* Knoten befestigt wird. Liegt die Kanüle gut (nicht zwischen Adventitia und Bindegewebe!), so muß aus ihr sofort Blut heraustropfen. Nun wird in rascher Reihenfolge Spritze auf Spritze mit Blut injiziert, je 20 cc auf einmal, was bei enger Kanüle ziemlich anstrengend ist. Man achte beim Pressen des Kolbens, daß nicht die dünne Venenwand durchstoßen wird, und beim Spritzenwechsel, daß die Kanüle nicht unversehens aus der Vene herausgezogen wird. Ist die bestimmte Blutmenge verabreicht, wird die Kanüle entfernt, der schon liegende Seidenfaden ganz zugezogen, ein zweiter Knoten darauf gesetzt und die Hautwunde genäht.

Statt Blut kann im Notfalle physiologische Kochsalzlösung oder Vital-Serum genommen werden.

Daß eine Bluttransfusion, insbesondere bei Säuglingen und Kleinkindern wenn möglich in eine *subcutane Nebenvene* (V. mediana, cephalica, malleolaris, saphena) und *nicht in eine Hauptvene* (V. brachialis, poplitea, femoralis) gemacht wird, ist wohl selbstverständlich, da bei der Übertragung mit Kanüle, wie das bei Säuglingen und Kleinkindern unvermeidlich ist, der zuführende Venenstamm unterbunden wird, um die Kanüle herzwärts ohne Blutung einbinden zu können.

Wenn die Unterbindung der Hauptvene auch keine Gangrän der Gliedmaße zur Folge hat, so macht der Eingriff doch eine beträchtliche Stauung derselben bis zur Ausweitung von Collateralen, welche dann in Form von Varicen bestehen bleiben. Ich hätte obige Bemerkungen nicht geschrieben, wenn ich nicht das Gegenteil erlebt hätte.

Etwas anderes ist die Öffnung, bzw. *Durchtrennung einer peripheren Arterie* (Radialis) beim Säugling zum *Aderlaß* in dringenden Fällen (bei starker Cyanose, Lungenoedem, Uraemie, capillärer Bronchitis), wenn das Öffnen einer Nebenvene meist nicht genügt, die nötige Blutmenge dem Körper rasch zu entziehen.

Dauertropf-Infusion.

Nach großen Flüssigkeitsverlusten, sei es von Blut oder Serum, andauernden Durchfällen, wo die Gefahr der Austrocknung des Organismus und eines Leerlaufens des Herzens mit Absinken des Blutdruckes zu befürchten ist, ferner zur Anregung des Stoffwechsels bei septischen und uraemischen Zuständen, oder wenn die Flüssigkeitsaufnahme per os wegen andauerndem Erbrechen eingestellt werden muß z. B. bei Peritonitis, Ileus, und wenn die Flüssigkeitszufuhr vom Darme her (Tropfeinlauf, wiederholte kleine Kochsalz- oder Traubenzuckerklysmen, 1—2stündig je 100 cc) nicht genügt, oder wegen der Jugend des Kindes nicht durchführbar ist, tritt sie neben der subcutanen Infusion als rascher und länger wirkendes Verfahren in ihre Rechte.

Bei der *subcutanen* Kochsalz-Infusion werden gewöhnlich Mengen von 500—1000 cc (je nach der Größe des Kindes) an beiden Oberschenkeln oder in beiden Achselhöhlen zur Aufsaugung gebracht, bei der *intravenösen* Dauertropf-Infusion können wir im Verlaufe weniger Tage mehrere Liter direkt dem Kreislauf zuführen und eintretende Verluste gleich wieder auffüllen. Während bei der subcutanen Infusion ein Flüssigkeitsdepot im Körper geschaffen wird, dessen allmähliche Resorption von der Herztätigkeit abhängt, kommt die Flüssigkeit bei der intravenösen Infusion, wie gesagt, direkt in den Kreislauf. Eine Überlastung des Herzens muß durch langsame tropfenweise Zufuhr sowie Begrenzung der Flüssigkeitsmenge vermieden werden.

Der technische Vorgang ist dabei folgender: An einen Glasirrigator von 1—1$^1/_2$ Liter Fassungsvermögen ist ein Gummischlauch mit einer Schraubenklemme angeschlossen. An den Schlauch wird eine gläserne Tropfkugel angesteckt, an diese wieder ein Schlauch mit einem konischen Glasrohr. Das ganze System und ein langes Thermometer, das bis 100° C geht, wird ausgekocht. Außerdem ist steril vorzubereiten: Alles zur Lokalanästhesie und Freilegung und Inzision der Vene (siehe Bluttransfusion!), ferner 2—3 verschieden starke Venenkanülen mit Sperrhahn oder *Ranzi*-Kanülen mit Platte und dazu passenden Gummischläuchen, die mit Seide um die Olive der *Ranzi*-Kanülen oder den Randwulst der anderen Kanüle festgebunden sind.

Man geht hier beim Kinde ganz ähnlich wie bei der Bluttransfusion vor, nur wird der desinfizierte Arm des Kindes gestreckt auf eine gerade gepolsterte Schiene unter Freilassung der Ellenbeuge angewickelt und so von einer Hilfsperson gehalten. Nach Novocain-Injektion in der Ellenbeuge wird hier eine Vene in der üblichen Weise freigelegt, distal unterbunden, proximal nur umschlungen, der Schlauch mit der Kanüle an das konische Glasrohr angesteckt und nun zuerst Kochsalzlösung von 40° C durch das ganze System durchlaufen gelassen, bis alle Luft aus ihm heraus ist. Nach Abklemmung des Irrigatorschlauches mit einer gewöhnlichen Arterienklemme und Schließung des Kanülenhahnes wird diese in die Vene eingeführt und dort festgebunden. Die Absperrungen werden gelöst und die Zufuhr durch Kontrolle in der Glaskugel, in die jede Sekunde 1—2 Tropfen fallen sollen, mit der Schlauchklemme geregelt. Der Glasirrigator mit Kochsalz-, 5%$_0$iger Traubenzucker- oder Ringer-Lösung und dem Thermometer wird 1—1$^1/_2$ m über dem Bette aufgehängt, steril zugedeckt, mit einem Thermophor umhüllt oder mit einer Sollux-Lampe bestrahlt, daß die Flüssigkeitstemperatur im Irrigator immer sich um ca. 40° C hält. Im Schlauch sinkt sie dann auf Körpertemperatur. Die Wunde wird mit 1—2 Hautnähten verkleinert, die Kanüle mit Gaze auf der Haut unterlegt und mit Gaze bedeckt. Darüber werden Heftpflasterstreifen so gelegt, daß sich die Kanüle nicht drehen kann, und das Ganze wird noch mit einer Binde an der Schiene befestigt. Der Arm wird mit der Schiene auf einen Polster, leicht erhöht, gelagert, die Schiene am Bettgitter angehängt.

II. Chirurgische Krankheiten der Säuglinge im Bereiche des äußeren Genitales, Afters und Nabels, ausschließlich Hernien, Hydrocelen und Kryptorchismen.

Phimose.

Als *Phimose* in chirurgischem Sinne wird die Verengung der Vorhaut bezeichnet, welche ein Zurückziehen über die Glans penis verhindert. Das Zurückziehen kann aber auch durch eine bloß epitheliale Verklebung der Vorhaut mit der Glans bedingt sein, was wir *Conglutination* nennen, ein Zustand, der bei Säuglingen fast als normal zu bezeichnen ist. Wird er nicht in den ersten Lebensjahren behoben, so kann sich später eine stumpf nicht mehr zu lösende Verwachsung von Glans und Vorhaut bilden. Von manchen Ärzten wird schon der Verklebungszustand oder gar ein überlanges Praeputium, das keinerlei Verengung aufweist, als Phimose bezeichnet.

Wir unterscheiden die *angeborene*, die *entzündliche* und die *narbige* Phimose; ferner die *komplette* und *partielle*.

Die *Lösung der Conglutination* nehmen wir am besten zwischen dem 3. und 10. Lebensmonat vor; vorher ist die äußere Haut noch sehr zart und später wird die Verklebung immer fester. Der Eingriff ist schmerzhaft, doch ist er meist in 1—2 Minuten beendet. Eine allgemeine Betäubung haben wir in diesem Alter nur auf besonderen Wunsch der Eltern vorgenommen. Unter starkem Zurückspannen des Praeputiums geht man nach Reinigung des Orificium praeputii mit einer *sterilen* Knopfsonde in den Vorhautsack ein und streift nach beiden Seiten über die Glans bis zum Frenulum und in die Tiefe bis zum Sulcus coronarius. Gewöhnlich findet man im Sulcus weißliche Smegmamassen abgekapselt, die weggewischt werden. Dann wird die Glans mit Borvaselin eingefettet und die Vorhaut wieder über die Glans heruntergezogen. Inzwischen aber ist die Glans bei engerem Vorhautring angeschwollen und die Reposition gelingt erst, wenn man die Glans mit zwei Fingern zusammendrückt und sie so von dem in ihr aufgestauten Blut befreit, worauf das Herabziehen der Vorhaut allerdings rasch erfolgen muß, ehe es zu einem neuerlichen Anschwellen der Glans kommt. Darnach geben wir einen lauwarmen Umschlag auf das Glied und lassen 1—2 Tage Bettruhe halten.

Wichtig ist, daß in den nächsten 8—10 Tagen nach der Lösung die Vorhaut *täglich* wenigstens einmal ganz zurückgezogen wird, da sonst schon nach 3 Tagen sich eine neuerliche Verklebung bildet, deren Lösung wieder ein Eingreifen mit der Knopfsonde erfordert. Das Zurückziehen soll *nicht im warmen Bade* oder gleich nachher gemacht werden, da das Glied im Bad leicht zur Anschwellung neigt und das Herunterziehen über die Glans dem Laien oft nicht mehr gelingt, so daß dann eine *Paraphimose* entsteht. Auch ist das Glied nach der Lösung vor Verunreinigung (z. B. beim Sitzen ohne Windeln oder mit gespaltenem Beinkleid auf dem Fußboden) zu schützen, weil sich dann leicht eine eitrige Balanitis entwickeln kann.

Gelingt es trotz Lösung der Conglutination nicht, das Praeputium bis zum Sulcus glandis zurückzuschieben, entstehen dabei blutende Einrisse in der äußeren Haut, die später wieder zu narbiger Phimose führen, so empfiehlt sich die *Spaltung* des stenosierenden Vorhautringes. Bei größeren Kindern kann die Phimose mit dem von *Matzenauer* angegebenen Dilatatorium allmählich gedehnt werden, das von einem 10jährigen Knaben auch selbst bedient werden kann.

Bei der angeborenen Phimose der *Säuglinge* genügt in der Regel eine 5—10 mm lange *mediane Dorsalinzision* des einschnürenden Ringes, welche in leichter Allgemeinnarkose vorgenommen und mit 3 feinen Catgutnähten versorgt wird; die Inzision wird vom Anfänger gewöhnlich zu seicht gemacht; die tieferen noch einschnürenden Bindegewebsfasern müssen durchtrennt werden, so daß die Hautwunde ordentlich klafft. Steriler Verband mit 3%igem Borwasser oder Borvaselin. Man hüte sich, die dorsale Hautspaltung bis in den Sulcus coronarius fortzusetzen, was einen höchst unschönen kosmetischen Effekt hat, da die Vorhaut wie eine Schürze hinter der Glans herunterhängt und diese unbedeckt bleibt, was zu *konfessionellen Schwierigkeiten* führen kann. Es genügt, wenn die Reposition durch den Einschnitt wesentlich erleichtert ist. Die allmähliche Dehnung erfolgt durch tägliches Zurückziehen. Das Kind wird nach der Operation eine Woche lang nicht gebadet, dann beginnen tägliche Bäder, in denen sich die Catgutnähte abstoßen.

Bei der angeborenen Phimose *älterer Kinder* gibt die mediane Dorsalinzision, wenn sie nicht sehr ausgiebig lang gemacht wird, was aber unschön wirkt, keinen ausreichenden Erfolg. Man macht dann besser die *dorsale Schräginzision nach Schloffer*. Die Vorhaut wird stark nach hinten gespannt, das äußere Blatt an der Dorsalseite von links her zur Mitte mit dem Messer ausreichend tief gespalten und dann das innere Blatt von der Mitte her nach rechts mit der geraden Schere in mehreren kurzen Schnitten in einer Linie durchtrennt, bis die Retraktion ohne Schwierigkeiten gelingt. Es empfiehlt sich, auch hier mit der Inzision nicht bis an den Sulcus zu gehen. Die so entstandene rautenförmige Wunde wird in querer Richtung gespannt und mit einigen feinen Catgutnähten, die in der Längsrichtung angelegt werden, vernäht. Die beiderseits entstehenden eckigen Zwickel werden mit einem Scherenschlage abgetragen. Borwasserverband, nach einer Woche tägliches Bad.

Die *entzündliche* Phimose, meist infolge einer eitrigen Balanitis oder infizierter Schrunden an der Vorhaut, wird mit Sitzbädern von rosafarbener Kalium-Permanganat-Lösung, Umschlägen mit $3^0/_0$igem Borwasser oder stark verdünnter essigsaurer Tonerde, in hartnäckigen Fällen mit Ausspülungen des Vorhautsackes mit $3^0/_0$igem Borwasser u. ä. behandelt. Bettruhe ist angezeigt. Besteht nach dem Abklingen der Entzündung eine wirkliche Stenose, so ist sie nach einer der angeführten Methoden zu operieren.

Für die *narbige* Phimose, welche mit einer Schrumpfung des inneren Vorhautblattes einhergeht, und nur bei älteren Kindern (oder Erwachsenen, nicht selten bei Greisen) vorkommt, eignen sich die Inzisionsmethoden nicht, da sie entweder keine Dauerheilung oder ein schlechtes kosmetisches Resultat geben. Hier ist die *plastische partielle Zirkumzision nach Förderl* vorzunehmen, welche ein vorzügliches funktionelles und kosmetisches Resultat gibt und zu keinerlei konfessionellen Bedenken wie eine komplette Zirkumzision führen kann.

Der Eingriff wird bei Kindern in Allgemeinnarkose vorgenommen. Nach gründlicher Ausspülung des Vorhautsackes, Waschung des ganzen Genitales mit warmem Wasser und Seife und Abspülen mit Sublimatlösung wird das äußere Vorhautblatt kräftig nach hinten gespannt und mit einem Ovalärschnitt, der knapp oberhalb der Phimosenöffnung beginnt und in einer Ebene senkrecht zum Sulcus coronarius verläuft, im ganzen Umfange durchtrennt, bis sich der proximale Wundrand hinter den Sulcus zurückziehen läßt. Nun wird das stumpfe Blatt einer geraden Schere in die Phimosenöffnung eingeführt (wobei man darauf achten muß, nicht in die Urethra zu gelangen) und das innere Blatt an der Dorsalseite median bis nahe an den Sulcus gespalten. Vor dort aus wird es mit dem Skalpell nach beiden Seiten parallel zum Sulcus abgetragen, wobei man am Sulcus einen ca. 3—5 mm breiten Saum stehen läßt, der sich in der Gegend des Frenulum auf ca. 1 cm verbreitert. Nach exakter Blutstillung werden die Wundränder des äußeren und inneren Blattes, am Frenulum und in der Raphe beginnend, durch feine Catgut-Knopfnähte miteinander vereinigt. Nach Herunterziehen der Vorhaut über die Glans bleibt diese fast ganz bedeckt und die Nahtlinie bis auf die Gegend des Frenulum unsichtbar. Der kosmetische Erfolg ist ein sehr günstiger und funktionell vollkommen. Eine Rezidive ist auch bei Annahme einer Narbenschrumpfung ausgeschlossen, da die Narbe im Sulcus liegt und das zur Schrumpfung neigende innere Blatt durch das widerstandsfähigere äußere ersetzt ist. Die Nachbehandlung besteht, um dem gewöhnlich auftretenden Oedem, bzw. Haematom infolge Hinabhängen des Gliedes vorzubeugen, in feuchten Umschlägen und Hinaufbinden des Gliedes auf den Bauch mit T-Binde. Nach einer Woche werden täglich warme Bäder genommen, in denen sich gewöhnlich die Catgutnähte abstoßen.

Progenitales Oedem.

Das *progenitale Oedem* kommt nicht selten beim Säugling vor. Es ist entweder ein *lokales Stauungs*-Oedem, hat somit eine mechanische Ursache durch Einschnürung in der Nabelgegend durch eine zu fest angelegte Nabelbinde oder ähnliches, selten einen *zentralen* Grund (Nephritis), oder es ist ein *entzündliches* Oedem, dessen Ausgangspunkt nicht immer gleich sichtbar ist. Es kann einem von kleinen Einrissen am äußeren Genitale sich entwickelnden Erysipel vorausgehen, es kann eine Eiterung der Nabelgefäße überdecken, das Oedem kann sich rasch zur Phlegmone umwandeln, und es können eine oder mehrere Inzisionen dringlich werden. Die Prognose solcher Fälle ist dann ernst.

Im Anfange beschränken wir unsere Therapie auf Borwasserumschläge und kleine Prontosil-Gaben, worauf solche entzündliche Oedeme, wenn ihnen keine tiefe Eiterung zugrunde liegt, gewöhnlich zurückgehen.

Angeborene Anomalien im Bereiche des Afters und äußeren Genitales. Atresia ani.

Die Diagnose des *fehlenden Afters* macht wohl keine Schwierigkeit; man muß nur daran denken, nach ihm zu sehen. Je nach der Höhe des Blindverschlusses des Mastdarmes findet man in *leichten* Fällen die Haut in der Aftergegend namentlich beim Schreien leicht vorgewölbt, das dunkelgrüne Meconium durchschimmernd, so daß die mediane Spaltung genügt.

Bei den *schwereren* Fällen fehlt diese Vortreibung auch beim Schreien, es ist äußerlich oft nur ein Grübchen zu sehen, und man ist dann genötigt, nach der Spaltung der Haut in der Mittellinie die Weichteile des Beckenbodens auseinander zu drängen und in der Kreuzbeinhöhlung bis 2 cm hoch und darüber hinauf zu präparieren, bis man auf das mit Meconium, das dunkelgrün durchschimmert, prall gefüllte blinde Ende des Mastdarmes kommt. Die Darmschleimhaut wird mit den Hautwundrändern vernäht, bzw. die äußere Haut zum Schleimhautwundrand hineingezogen. Es empfiehlt sich die Öffnung nicht zu klein anzulegen, da die Nähte infolge Spannung meist bald durchschneiden und die granulierende zirkuläre Wunde später zu Narbenschrumpfung neigt. Nach Abschluß der Wundheilung wird der neu angelegte After von Zeit zu Zeit, bei zunehmender Verengung täglich, durch Einführen des kleinen Fingers gedehnt. Daß die Operation in den ersten Tagen nach der Geburt ausgeführt werden muß, ist selbstverständlich.

Bei *abnormer Enge des Afters* ist eine operative Erweiterung wohl nicht so dringend und kann ohne wesentlichen Schaden einige Wochen hinausgeschoben werden, wie wir das unfreiwillig mehrmals im Spitale beobachten konnten, doch ist auch hier die baldige Vornahme des Eingriffes (Spaltung nach hinten) ratsam, da sie einen nur kurzen und kleinen Eingriff darstellt, anderseits die ständige Stuhlstauung im Mastdarm für die Verdauung sicher nicht günstig ist und das Kind zu starken Pressen veranlaßt, wodurch wieder Hernien entstehen können. Auch eine Überdehnung des Dickdarmes (Megacolon) könnte sich auf diese Weise entwickeln.

Geht bei fehlendem After Meconium bzw. Stuhl, bei Knaben durch die Harnröhre ab, so ist eine Verbindung zwischen Mastdarm und Harnröhre anzunehmen *(Atresia ani urethralis)*. Auch hier ist die Operation dringend zur Reinhaltung der Harnwege, beschränkt sich aber auf die Freilegung und Öffnung des blinden Mastdarmendes. Auf eine Lösung des Darmes von der Harnröhre lasse man sich in diesem zarten Stadium nicht ein. Wenn der Stuhl keinen Widerstand mehr im Blindverschluß des Rectums findet, wird er seinen Weg weniger leicht durch die Harnröhre nehmen. Eher wird sich Harn durch den Darm entleeren, was weniger bedenklich ist. Eine operative Beseitigung der Harnröhren-Mastdarm-Fistel würde ich kaum vor Ablauf des ersten Lebensjahres vornehmen.

Besteht eine Atresia ani, ist aber der Harn mit Stuhl vermengt ohne daß reiner Stuhl durch die Harnröhre abgeht, so ist eine Verbindung zwischen Harnblase und Mastdarm anzunehmen *(Atresia ani vesicalis)*. Auch hier ist die Anlegung einer Afteröffnung an natürlicher Stelle geboten, doch ist die Prognose hier wesentlich ungünstiger als bei der Atresia ani urethralis, da die Mastdarm-Blasen-Fistel einerseits zu rasch aufsteigender Infektion der Harnwege führt, anderseits der ständige Abgang von Harn durch den Mastdarm sehr rasch Ekzem macht, das sich nur bei äußerst sorgfältiger Pflege vermeiden lassen wird.

Während diese beiden Abarten der Atresia ani sich nur bei Knaben finden dürften, da bei Mädchen die Scheide zwischen Mastdarm und Blase gelagert ist, finden wir beim weiblichen Geschlecht nicht so selten eine kleine Mastdarmmündung im Vestibulum vaginae statt an normaler Stelle *(Atresia ani vestibularis)*. Der Stuhl steigt dann nach vorne zwischen die großen Labien aus dem Darm herauf. Wenn die Stuhlentleerung ausreichend ist und das Kind sich normal entwickelt, warten wir mit der operativen Behebung dieses Zustandes bis der Säugling wenigstens ein halbes Jahr alt ist. Es gelingt dann den After an normale Stelle zu verlegen und durch eine Dammplastik normale Verhältnisse wieder herzustellen.

Angeborene Spaltbildungen an Harnblase und äußerem Genitale.

Bei der *Blasenekstrophie* warten wir mit der Operation mindestens bis zum vollendeten 2. Lebensjahre. Ich habe stets die

Einpflanzung des Trigonum vesicae mit den Ureteren-Mündungen in die Flexura sigmoidea nach Maydl gemacht und frühestens, wenn auch widerwillig bei einem einjährigen Mädchen, da die Mutter des Kindes auf ihrem Entweder-Oder-Standpunkte beharrte. Der Verlauf war günstig und das Kind entwickelte sich gut. In späterem Alter ist die Operation jedenfalls leichter auszuführen, wie ich mich an einem 6jährigen Knaben überzeugen konnte, den ich im Alter von 20 Jahren gesund wieder sah. Auch das oben erwähnte vor 18 Jahren operierte einjährige Mädchen lebt und ist angeblich gesund, will jetzt sogar heiraten.

Mit der Operation der *Epispadie* und *Hypospadie* warten wir mindestens bis zum 6. oder 8. Lebensjahr, je länger desto besser, da vorher die anatomischen Verhältnisse zu zart sind und wir bei der Operation der Hypospadie nach *Beck* (Mobilisierung der Harnröhre und Durchziehen durch die Glans penis) im früheren Alter fast immer Mißerfolge (Stenose des Orificium, Wandnekrose mit seitlicher Fistel an der Urethra) gehabt haben.

Nabelschnurbruch.

Die *Hernia funiculi umbilicalis* kommt beim Neugeborenen zur Beobachtung und ist die Folge einer mehr oder weniger großen Bauchspalte, an deren Rändern sich die Nabelschnur trichterförmig ansetzt. Wir finden unter der durchsichtigen Amnion-Hülle des Nabelstranges meist Dünndarm, Quercolon, Netz und große Teile des rechten und linken Leberlappens.

Die erste Versorgung besteht in aseptischer Bedeckung und leicht komprimierendem Verbande, um der Gefahr eines Platzens der papierdünnen Hülle vorzubeugen. Letzteres wäre gleichbedeutend mit dem Vorfall der ganzen Baucheingeweide und ihrer Infektion mit tödlichem Ausgange.

Die *Therapie* ist in der Regel eine *operative* in Allgemeinnarkose. Da eine vollständige Abtragung des Bruchsackes in einem Akte die Reposition seines Inhaltes in die meist zu kleine Bauchhöhle sehr erschweren und die Infektionsgefahr erhöhen würde, sind wir schrittweise vorgegangen, indem wir vom oberen Winkel her unter gleichzeitigem Hineindrängen der Eingeweide von unten her den Bruchsack zentimeterweise abgetragen und die Spalträder (Fascie und Peritoneum) gleich miteinander durch Seidenknopfnähte vereinigt haben. Darüber wurde die Haut gesondert vernäht. So gelang es uns, Heilung zu erzielen.

Das *Verfahren von Sievers* durch *Aufwinden* (Torsion) der Nabelschnur den Bruchinhalt zu reponieren, was auch in mehreren Eingriffen gemacht werden kann, haben wir nicht versucht, dürfte aber die Vornahme einer Radikaloperation ähnlich unserem Vorgehen wesentlich erleichtern. Wir sind gelegentlich der Radikaloperation sehr großer Leistenbrüche (Scrotalhernien) schon seit Jahren ähnlich vorgegangen, indem wir nach Freilegung des Bruchsackes seinen Inhalt durch Eindrehen des Sackes zur Reposition brachten.

Nabelgranulom. Angeborene Nabelfistel.

Wenn die Abstoßung des Nabelschnurrestes erfolgt ist, kommt es nicht selten vor, daß die Abstoßungsstelle nicht eintrocknet und vernarbt, sondern daß sich hier ein nässendes *Granulom* (Fungus umbilicis, Sarcomphalus) von Erbsengröße und darüber entwickelt. Manchmal gelingt es noch bei Hanfkorngröße durch einmaliges energisches Lapisieren und Trockenbehandlung (Dermatolstreupulver, Aussetzen der Bäder) Heilung zu erzielen. Größere Granulome trägt man entweder mit der Hohlschere oder dem Thermokauter ab und stillt die nicht immer ganz harmlose Blutung durch Betupfen mit dem Lapisstift und Kompression, eventuell mit Stryphnongaze oder Aufstreuen von Tuffon. Man kann auch an der Basis des Granulationspilzes eine Ligatur mit nicht zu dünner Seide anlegen, doch schneidet sie leicht durch.

Bei größeren anscheinenden Granulomen untersuche man genau mit einer Knopfsonde, ob nicht in der Mitte der Geschwulst ein Gang gegen die Bauchhöhle führt. Dringt die Sonde tief ein und kommen Gas, gelblicher Schleim oder Kotteilchen zum Vorschein, so liegt ein *persistierender Ductus omphalomesentericus* vor, der in das untere Ileum führt. Dringt die Sonde nur wenig, höchstens einige Zentimeter ein, so ist dieser Gang gegen den Darm zu abgeschlossen; es besteht eine sogenannte *Rosersche Zyste*.

Während diese durch Verschorfung der Schleimhaut (z. B. Injektion einiger Tropfen einer $20^0/_0$igen Lapislösung) zur Verödung gebracht werden dürfte, erfordert die Kotfistel im ersteren

Falle eine Laparotomie links vom Nabel und Exstirpation des Ductus.

In ganz seltenen Fällen kann es zur Ausstülpung der Darmschleimhaut in größerem Umfange kommen.

III. Chirurgische Krankheiten am Kopfe und am Halse.

Angeborene Spaltbildungen im Gesichte und in der Mundhöhle.

Die *Oberlippenspalte (Hasenscharte)* kann median, ein- oder doppelseitig sein. Sie kann von einer einfachen Kerbe am Lippenrot bis zur vollständigen Trennung der Oberlippe in das nach unten offene Nasenloch alle Grade aufweisen (Labium leporinum simplex, duplex, totale, partiale). Die Spaltbildung kann auch den Alveolarfortsatz betreffen und sich auf den harten und weichen Gaumen fortsetzen *(Kieferspalte, Gaumenspalte, Wolfsrachen, Uranoschisma)*. Die Gaumenspalte kann entsprechend der Lippenspalte ein- oder doppelseitig (median) sein. Es kann aber auch bei normal entwickelter Lippe und Zahnfortsatz der weiche Gaumen allein oder der weiche und harte Gaumen gespalten sein *(Uranoschisma posticum, U. totale)*.

Mit der *Operation der Lippenspalte* warten wir gewöhnlich bis zum 2. Monate, aber auch länger, wenn das Kind schwächlich ist, da zur Verheilung der gesetzten Wunden unter Spannung die Durchblutung der Gewebe eine gute sein muß. Die Ernährung bis zur Operation muß mit einer Flasche mit langem Sauger erfolgen; die Muttermilch wird abgepumpt. Mit dem langen bis in den Rachen reichenden Sauger trinken auch Kinder mit Gaumenspalte ganz gut. Eine gleichzeitig bestehende *Kieferspalte* wird bei einer Operation der Hasenscharte geschlossen.

Die Operation der Hasenscharte haben wir immer nach der Methode *Mirault-Langenbeck* vorgenommen und waren mit den Ergebnissen zufrieden. Wichtig ist *weitgehende Mobilisierung* des lateralen Lippenteiles durch scharfe und zum Teil stumpfe Ablösung der Wange und des Nasenflügels vom Oberkiefer; ferner *breite* Abtrennung des Lippenrotes um breite Wundflächen zur Vernähung zu erhalten. Die Methode selbst möge in einem Handbuche der chirurgischen Operationslehre nachgelesen werden, ebenso wie die folgenden plastischen Operationen, da zum Verständnis Abbildungen unerläßlich sind.

Bei der *Operation* der *doppelseitigen Hasenscharte* haben wir das Filtrum durch Abtrennung des Lippenrotes angefrischt und in die Lippe eingefügt und nur bei stark herabgezogener Nasenspitze vom Zwischenkiefer abgelöst und zur Hebung der Nasenspitze verwendet *(Lorenz)*. Dieses Vorgehen wurde bei stark vorstehendem Zwischenkiefer mit der gleichzeitigen subperiostalen Durchtrennung des Vomer und Zurückdrängen des Zwischenkiefers in die Zahnreihe *(Bardeleben)* angewendet.

Mit der *Operation* der *Gaumenspalte* warten wir je länger, je lieber, operierten selten vor dem Ende des 2. Lebensjahres, da früher die Gewebsverhältnisse sehr zart sind und die Operation mit Narkose recht eingreifend ist (Blutverlust, Aspiration). Wir operierten gewöhnlich nach *Langenbeck*, in der letzten Zeit mit der *Modifikation nach Drachter* zweizeitig. Methode *Veau* haben wir nie angewendet.

Schiefhals.

Besteht der Schiefhals nach Angabe der Eltern schon *monate-* bis *jahrelang*, so handelt es sich da fast immer um die *narbige Schrumpfung im Kopfnicker* nach Ruptur intra partum. Damit einher geht eine zunehmende immer auffallende *Asymmetrie des Gesichtes* im Sinne eines Zurückbleibens des Gesichtswachstums auf der kranken Seite: das Auge steht hier tiefer, die Wange ist kleiner und flacher. Es ist höchste Zeit zur Behandlung der Ursache, der Sternocleidocontractur.

Wir führten immer vom Beginn des 2. Lebensjahres an die *Plastik* nach *Föderl* aus, welche in einer Verlängerung des Kopfnickers besteht, wodurch die kosmetisch wichtige Kulisse der Kopfnickersehne am Halse erhalten bleibt.

Von einem ca. 3 cm langen Längsschnitte zwischen den beiden Muskelköpfen (Caput claviculare und C. sternale) wird ersterer vom Schlüsselbein abgelöst, weiter sich anspannende Muskel- und Fascienstränge werden durchtrennt, der sternale Kopf nach ausreichender Isolierung möglichst hoch an der Teilungsstelle quer oder treppenförmig durchschnitten und das abgelöste Ende des Caput claviculare mit dem distalen Stumpfe des Caput sternale durch Catgutnähte vereinigt. Gipsverband um Kopf, Hals und Schultern in korrigierter Stellung für 3 bis 4 Wochen.

Wichtig ist eine entsprechende Nachbehandlung. Kleine Kinder müssen so gelegt werden, daß das Gesicht nach der kranken Seite sieht, bei größeren Kindern lassen wir nach Anlegen eines *gepolsterten Brust-Schulter-Gürtels* (Stella pectoris et dorsi) mit Stärkebinde eine enganliegende Kopfkappe aus 4 bis 5 cm breiten Flanellstreifen mit Sturmband tragen, an welcher über dem Ohr der gesunden Seite ein Gummiband (Drainagerohr) befestigt ist, dessen zweites Ende unter Spannung an dem Brustgürtel festgemacht ist. Hiedurch wird der Kopf nach hinten und zur gesunden Seite gezogen und einer neuerlichen Schrumpfung des operierten Kopfnickers entgegengearbeitet.

Nicht ungefährlich ist die kosmetisch schön gedachte hohe Durchtrennung oder Ablösung des Kopfnickers vom Warzenfortsatze wegen des unmittelbar darunterliegenden *Facialis-Stammes*. Mir wurde ein Haftpflichtfall bekannt, wo bei einem jungen Mädchen nach dieser Operation eine halbseitige Gesichtslähmung eingetreten war.

Kurzdauernder Schiefhals bei kleinen Kindern (seit einigen Tagen) ist in der Regel das Zeichen einer schmerzhaften Halserkrankung, gewöhnlich einer akuten Lymphadenitis. Meist wird dann auch die Temperatur erhöht sein.

Bei *größeren* Kindern findet man nach Traumen Schiefhals infolge *Muskelzerrung*. Verletzungen *(Luxationen, Frakturen)* der *Halswirbelsäule* sind wohl auch in Betracht zu ziehen, setzen aber meist ein heftiges Trauma voraus und bieten ein schwereres Krankheitsbild mit Nebenerscheinungen (Lähmungen). Bei Zweifel entscheidet die Röntgenuntersuchung.

Fehlt ein Trauma in der Anamnese und sind entzündliche Prozesse im Bereiche des Halses (Lymphadenitis, Periostitis mandibulae, Peritonsillitis) nicht nachzuweisen, so ist ein *Muskelrheumatismus* die wahrscheinliche Ursache der schiefen Kopfhaltung. Das Schwinden der Erscheinungen auf Thermophor und Aspirin bestätigt die Annahme.

Geschwülste und Schwellungen am Kopfe.

Das *Caput succedaneum*, die *Kopfgeschwulst*, entsteht bei der Geburt an dem vom Muttermunde umfangenen Teil des kindlichen Kopfes, wo er nach außen tritt und der Gegendruck der Uteruswand fehlt. Die Kopfgeschwulst ist eine teigig weiche Anschwel-

Geschwülste und Schwellungen am Kopfe. 21

lung der Weichteile, ein *haemorrhagisches Oedem*, das sich bei der großen Häufigkeit der Hinterhauptslagen über dem Hinterhauptsbein und einem Scheitelbein ausbreitet. Die Geschwulst verschwindet von selbst einige Tage nach der Geburt.

Das *Kephalhaematom* entsteht durch Verschiebung des Periosts am kindlichen Schädeldach während der Geburt, wodurch es zu *Blutansammlung zwischen Beinhaut und Knochen* kommt. Die Anschwellung ist nicht teigig, sondern prall elastisch, zeigt tiefe Fluktuation und ist im Gegensatze zum Caput succedaneum mit einem wallartigen Rande streng auf einen Knochen (meist Scheitelbein) beschränkt, während die Kopfgeschwulst sich über die Knochennahtlinie hinaus ausbreiten kann. Die Resorption des Blutes dauert viel länger, doch kann sie in 2—3 Wochen spontan erfolgen. Sie läßt sich durch *aseptische Punktion* und Absaugung des Blutes beschleunigen. Wir punktieren gewöhnlich erst in der 2. oder 3. Woche post partum und geben danach einen Kompressionsverband.

Kompressible, von normaler Haut bedeckte und mit dem Knochen fest zusammenhängende kugelige Geschwülste an der Nasenwurzel oder am Hinterhaupt in der Mitte der Lambdanaht sind *Meningocelen* oder *Encephalomeningocelen*. Ist die Geschwulst mit obigem Sitze nicht kompressibel, so ist die Verbindung mit dem Gehirn obliteriert und die Geschwulst macht den Eindruck einer Zyste, die mit einem soliden fibrösen Stiel mit den Gehirnhäuten zusammenhängt.

Im Bereiche der behaarten Kopfhaut vorkommende blaurote kompressible flache Geschwülste von kreisrunder oder ovaler Form, die in der Haut scharf, im Unterhautzellgewebe weniger scharf begrenzt sind, sind *kavernöse Haemangiome* („Blutschwämme"). Ähnliche von bräunlicher Haut bedeckte kompressible Geschwülste sind *kavernöse Lymphangiome*.

Von normaler Haut bedeckte flache oder kugelige unverschiebliche Geschwülste am äußeren oder inneren Augenwinkel oder in der behaarten Schläfengegend sind *Dermoidzysten*. Sie liegen zum Unterschiede von *Atheromen*, welche in der Haut sitzen, *unter* dem Periost in einer Knochendelle und können so in der Schläfengegend zur Usur der dünnen Schläfenschuppe führen, so daß man bei der Exstirpation die Dura freiliegend findet. Sie gehen von einer Einstülpung des äußeren Keimblattes aus, während die Atherome Retentionszysten der Talgdrüsen sind.

Die Diagnose von *Haemangiomen* (H. simplex, Feuermal, H. cavernosum, Blutschwamm), *Haar-* und *Pigmentmälern* (Naevus pilosus, N. pigmentosus) im Gesichte macht keine Schwierigkeit.

Geschwülste und Schwellungen am Halse und in der Mundhöhle.

Am Halse vorkommende größere (taubenei- bis mannsfaustgroße) zystische Geschwülste, welche von normaler Haut bedeckt sind und weit in die Tiefe reichen können, sind *zystische Lymphangiome*, die früher als Hygroma cysticum colli congenitum bezeichnet wurden. Es sind mehrkämmerige, mit klarem farblosen Serum gefüllte Zysten, welche weit zwischen die Weichteile des Halses und der oberen Brustapertur und selbst in den Thoraxraum hineinreichen können.

Bei zwei 8 Tage alten Säuglingen sah ich eine Geschwulst der rechten Unterzungenspeicheldrüse, die klinisch als Ranula imponierte, doch ergab die Punktion mit dicker Nadel und mit dem spitzen Thermokauter keinen flüssigen Inhalt. Im ersten Falle wuchs die Geschwulst sehr rasch, so daß sie in einigen Wochen Kleinapfelgröße erreichten. Es traten auch in der rechten Unterkiefergegend subcutan überkirschengroße elastische Geschwülste auf, welche wir für regionäre Lymphdrüsenmetastasen der anscheinend malignen Mundhöhlengeschwulst hielten. Schließlich wurde durch das Hochdrängen der Zunge der Schluckakt derart erschwert, daß wir uns zur Operation des nun 10 Wochen alten Kindes entschlossen.

Da an einen radikalen Erfolg bei Malignität der Geschwulst unter der Zunge kaum zu denken war, war beabsichtigt, nur eine Drüse der Submaxillargegend zur histologischen Untersuchung zu entfernen und dann eventuell eine Röntgentherapie zu versuchen. Mit einem bogenförmigen Schnitt wurde die Halsgeschwulst freigelegt, es zeigte sich sehr bald, daß die für Lymphdrüsen gehaltenen Geschwülste, die innig miteinander zusammenhingen, Zysten waren und sich verhältnismäßig leicht im Zusammenhange mit der Geschwulst unter der Zunge ausschälen ließen. Bald kam in der Halswunde auch die Zunge zum Vorschein und es gelang nach weiterer Durchtrennung der Mundhöhlenbodenschleimhaut die ganze bis an den Zungengrund reichende Geschwulst in toto zu exstirpieren. Der Mundhöhlenboden wurde durch Vernähung der Schleimhautwundränder (zwischen Zunge und Unterkiefer) wieder hergestellt. Nach einer 2 Wochen bestehenden Mundhöhlenfistel schloß sich die innere und äußere Wunde und das Kind hat sich seither prächtig erholt. Insbesondere die Beweglichkeit der anfangs fixierten Zunge hat sich sehr gebessert.

Halsgeschwülste. 23

Die histologische Untersuchung hat ein „*polyzystisches Lymphangiom*" ergeben.

Weniger kompliziert verlief ein zweiter Fall, bei dem im Alter von 8 Tagen eine kirschengroße Geschwulst in der Gegend der rechten Glandula sublingualis festgestellt wurde. Die Punktion ergab auch hier keine Flüssigkeit und die Geschwulst vergrößerte sich langsam. Im Alter von 7 Wochen war sie walnußgroß und behinderte bereits die Ernährung. In Luminal-Äthernarkose gelang es von der Mundhöhle aus die in der Mittellinie bis in die Zungenbeingegend reichende zystische Geschwulst zu exstirpieren. Histologisch ergab sich auch hier ein „*polyzystisches Lymphangiom*". Der Heilungsverlauf war ein glatter.

Die *branchiogene Zyste*, welche vom Kiemengang ausgeht, ist einkämmerig und sitzt in der Unterkiefergegend.

Eine angeborene, taubeneigroße, als Struma imponierende solide *Geschwulst* im Jugulum eines 8 Tage alten Säuglings erwies sich nach operativer Entfernung (mit günstigem Ausgang) wegen Atemnot als *Teratom*, in dem zahlreiche Gewebsarten des Körpers (Gehirnsubstanz, Knorpel, Darm usw.) vertreten waren.

Zysten in der Mittellinie des Halses gehen vom *Ductus thyreoglossus* aus, der beim Foetus von der Schilddrüse durch das Zungenbein bis zum Foramen coecum am Zungengrunde führt und beim geborenen Kinde normalerweise obliteriert ist.

Bei *Säuglingen* findet man in den ersten Wochen nach der Geburt manchmal an einer Halsseite (meist der rechten) ungefähr *in der Mitte des Kopfnickers* und von diesem nicht trennbar eine rundliche, lymphdrüsenähnliche oder mehr spindelförmige, derbe Geschwulst unter der Haut. Gewöhnlich erfolgte die Entbindung in Steißlage, aber auch nach Schädellage ist dieser Befund zu erheben. Es handelt sich da um ein *Haematom*, bzw. um *Schwielenbildung im Kopfnicker nach Muskelriß* bei der Armlösung. Da bei der Steißlage der rechte Arm gewöhnlich zuerst gelöst wird, wird der Kindeskörper stark nach seiner linken Seite gezogen, wodurch der überdehnte rechte Kopfnicker leicht einreißt. Gewöhnlich entsteht daraus nach Monaten durch narbige Schrumpfung der Muskelschwiele das *Caput obstipum congenitum*. Durch *frühzeitiges Massieren* des Muskel-Haematoms und entsprechende Lagerung des Kopfes konnte diese unangenehme Folge wiederholt verhindert werden.

Von normaler Haut bedeckte, erbsen- bis hühnereigroße, derbe, glatte, mehr oder weniger verschiebliche Geschwülste längs des vorderen oder hinteren Kopfnickerrandes in der Submaxillar- oder Supraclaviculargegend usw. sind *entzündlich* oder *neoplastisch* veränderte *Lymphdrüsen.*

Die *akut* entzündliche Anschwellung der Lymphdrüse hat sich rasch innerhalb einiger Tage unter leichtem oder höherem Fieber entwickelt, sie ist druckschmerzhaft, die Haut darüber bei stärkerer Zunahme der Geschwulst entzündlich verändert, gerötet, oedematös. Man hat dann nach dem Herd zu suchen von dem die Infektion ausgeht. Gewöhnlich ist es ein oberflächlicher Eiterherd, eine infizierte Wunde, Furunkel, Impetigo, Erysipel, Stomatitis, Alveolar-Periostitis, Angina, Otitis usw. im Lymphgebiete der geschwollenen Drüse.

Haben sich die Drüsen *langsam,* innerhalb von Wochen und Monaten vergrößert, sind sie derb, nicht druckschmerzhaft, so sind sie gewöhnlich *tuberkulöser* Natur. Die Familien-Anamnese und oft schon der Aspekt eines oder beider Elternteile spricht dafür, die *Pirquet*sche Hautprobe fällt positiv aus. Sind nicht nur am Halse, sondern auch in den Achselhöhlen und in der Leistengegend die Lymphdrüsen in gleicher Weise vergrößert, so kann die Ursache immer noch Tuberkulose sein, zumal wenn die Tuberkulin-Reaktion stark positiv ausfällt. Doch ist in solchen Fällen schon *Blutuntersuchung* und Exstirpation einer der vergrößerten Drüsen zur *histologischen* Untersuchung dringend geboten. Man hat nach einer eventuellen Milz- oder Lebervergrößerung zu suchen, nach Drüsentumoren in der Bauchhöhle usw. Es kann sich um Leukaemie, Pseudoleukaemie, Lymphogranulomatose und ähnliche Erkrankungen handeln. Letzteres wird sehr wahrscheinlich, wenn die einzelnen Drüsengeschwülste Walnußgröße oder darüber erreichen, in Form von Drüsenpaketen auftreten, in denen die einzelnen Drüsen noch voneinander zu trennen sind, wenn sie symmetrisch beiderseits am Halse oder in beiden Achselhöhlen auftreten.

Größere isolierte Lymphknoten fühlen sich oft elastisch an und täuschen pralle Fluktuation vor. Fällt die Probepunktion negativ aus, so kann es sich um *hyperplastische* oder um *tuberkulöse Lymphome* handeln, doch sind größere tuberkulöse Lymphknoten in der Regel zentral verkäst oder eiterig eingeschmolzen. Man muß nur eine genügend starke Punktionsnadel von $1^1/_2$—2 mm Durchmesser nehmen, um von dem Inhalt etwas aspirieren zu können. Die bakteriologische Untersuchung ergibt bei Tuberkulose Sterilität des Punktates und erst der Tierversuch am Meerschweinchen bringt nach 3—4 Wochen ein positives Resultat. Nicht selten findet man bei Kindern, daß geschwollene Lymphdrüsen, die sich nur langsam vergrößert haben und wochenlang schmerzlos waren, unter einigen Tagen stark anschwellen und schmerzhaft werden. Das deutet immer auf eiterige Einschmelzung hin; es handelt sich um *Sekundärinfektion* tuberkulöser Lymphome mit Streptokokken oder Staphylokokken.

Einige diagnostische Schwierigkeiten machen bisweilen Anschwellungen im Bereiche des horizontalen Unterkieferastes, des Kieferwinkels und Warzenfortsatzes, namentlich wenn sie frühzeitig von Oedem begleitet sind. Ist das Öffnen des Mundes sehr erschwert (Kiefersperre), so ist eine *Entzündung des Unterkieferperiostes* wahrscheinlich. Selbst bei starker Schwellung infolge *akuter Lymphadenitis submaxillaris* kann der Mund meist ohne besondere Schmerzen gut geöffnet werden. Die *akute epidemische Parotitis* (Mumps) befällt selten Kinder unter 4 Jahren und unterscheidet sich von der Lymphadenitis retromandibularis schon durch die Vorgeschichte, daß Gelegenheit zur Infektion durch ein anderes Kind vorhanden war — die Inkubation schwankt zwischen 18 und 22 Tagen —, ferner daß bei der Parotisschwellung das Ohrläppchen von der Unterlage abgedrängt wird, die Mündung des Ausführungsganges in der Wangenschleimhaut gerötet und geschwollen ist und die Erkrankung häufig doppelseitig auftritt. Hiezu kommt noch, daß bei Knaben eine entzündliche Hodenschwellung, Orchitis, sich einstellen kann.

Bei der entzündlichen Schwellung der *praeaurikularen* Lymphdrüsen läßt sich gewöhnlich der Ausgangspunkt in Form eines Infektionsherdes (Impetigo usw.) an Wange oder Stirne nachweisen.

Ähnlich ist bei der *Lymphadenitis retroauricularis* ein Ekzem der Ohrmuschel oder Scheitelgegend nachzuweisen, während beim *mastoiditischen subperiostalen Abszeß* übelriechender Ohrenfluß, eine eiterige Otitis besteht, die Schwellung breit dem Knochen unverschieblich aufsitzt, die entzündliche Lymphdrüse hingegen wenigstens im Anfangsstadium noch in ihrer Kugelform zu sehen und zu tasten ist. Beim ausgebildeten Lymphdrüsenabszeß ergibt oft erst die Inzision den Sitz der Eiterung, wenn der Knochen freiliegt oder von Periost bedeckt ist.

Akut entzündliche Schwellungen treten manchmal in der Höhe des oberen Ohrmuschelansatzes an der Schläfengegend auf mit hohem Fieber und auch serienweise. Bei der Inzision gelangt man in einen subperiostalen Abszeß, der oben um die Ohrmuschel herumgeht und manchmal auch spontan in den äußeren Gehörgang durchbricht. Er geht von einer Infektion des Mittelohres aus und stellt anatomisch eine *akute Osteomyelitis des Schläfenbeines* dar.

Bei akut entzündlicher Schwellung am Kieferwinkel bei Kindern zwischen dem 1. und 2. Lebensjahr muß man immer auch den Rachen inspizieren, wo man nicht selten eine Vorwölbung der hinteren Rachenwand auf dieser Seite finden wird, die bei Größenzunahme zu Atemnot und Erstickung führen kann. Während man außen oft nur ein mäßiges entzündliches Oedem sieht, kann die Anschwellung im Rachen erweichen, fluktuieren und nach innen durchbrechen. Es handelt sich um den *akuten retropharyngealen Lymphdrüsen-Abszeß,* der mit dem von *Albert* in seiner klassischen „Diagnostik" beschriebenen Retropharyngealabszeß infolge von Halswirbel-Caries nichts zu tun hat. Er wird mit einer Längs-Inzision mit geschütztem Spitzbistouri in der Vorwölbung der seitlichen Pharynxwand gespalten. Der fast nur bei größeren Kindern vorkommende *Peritonsillar-Abszeß* hat mit den Lymphdrüsen nichts zu tun und wird nach entsprechender Einschmelzung am 5. oder 6. Tage nach Beginn mit dem mit Heftpflaster bis nahe an die Spitze umwickelten Spitzbistouri inzidiert; die Heilung wird mit heißen Salbeispülungen und täglicher Lüftung der Inzisionswunde mit der Hohlsonde (nicht Kornzange!) erreicht. Die Inzision erfolgt nicht in die Tonsille, sondern lateral von ihr in der Mitte zwischen vorderen Gaumenbogen und letztem oberen Molarzahn parallel zum vorderen Gaumenbogen. Die Öffnung kann auch durch Tonsillektomie (in Narkose! nicht in Lokalanästhesie) erfolgen, worauf sich der Eiter durch die Mandelnische entleert. Dorthin kann auch ein spontaner Durchbruch des Eiters erfolgen. Nach wiederholten Peritonsillar-Abszessen ist die Tonsillektomie angezeigt.

Angeborene mediane Halsfistel und Zyste.

Die *mediane Halsfistel* findet sich entweder im Jugulum oder höher oben gegen den Kehlkopf zu und stellt den Rest des embryonalen Ductus thyreohyoideus dar. Sie sezerniert Schleim, wodurch sie den Träger der Fistel belästigt, kann aber auch vereitern und ein Ekzem in ihrer Umgebung bilden. Sie läßt sich bis zum Zungenbein verfolgen, was bei der Exstirpation durch Injektion einer Farblösung (Methylenblau, Pyoktanin) in den Fistelgang erleichtert wird. *Erdheim* hat auf Grund mehrfacher Beobachtungen darauf hingewiesen, daß es zur Vermeidung von Rezidiven notwendig ist, bei der Exstirpation auch das Mittelstück des Zungenbeines zu resezieren, was ohne dauernde Funktionsstörung geschehen kann. Die Fortsetzung des Ganges in den Ductus hyoglossus, der im Foramen coecum am Zungengrunde mündet, kann belassen werden, da sich der Schleim aus ihm in die Mundhöhle entleert.

Da die Exstirpation des Ductus am Halse meist eine größere Narbe hinterläßt und es beim Zurückbleiben von Resten des sehr dünnen und zerreißlichen Ganges leicht zu neuer Fistelbildung kommt, hat die Wiener Halsklinik empfohlen, die Fistel durch Einführung eines Drahtes, der glühend gemacht wird, zur Verödung zu bringen. Über die Dauerresultate dieses kosmetisch sicher günstigeren Verfahrens ist mir leider nichts bekannt. Statt einer Fistel kann sich bei fehlender Mündung auch eine mediane Hals*zyste* des Ductus thyreohyoideus entwickeln, die auch vereitert zur Beobachtung kam.

Die *laterale Halsfistel*, welche in der Supraclaviculargrube oder höher oben seitlich mündet, ist auf Persistenz eines Kiemengangrestes zurückzuführen und in ähnlicher Weise wie die mediane Fistel zu beheben.

Eine *mediane Halszyste* unterhalb des Zungenbeines kann auch durch ein *Dermoid*, welches mit dem Zungenbeine nicht zusammenhängt, vorgetäuscht werden.

Die akute Lymphadenitis am Halse im frühen Kindesalter.

Die *akute Lymphadenitis* am Halse in den ersten Lebensjahren ist in der Regel durch Streptokokken hervorgerufen und hat mit Tuberkulose nichts zu tun. Bei Ausheilung der Ursache und entsprechender, meist operativer Behandlung des Drüsenabszesses geht dieser sicher in längstens 2—3 Wochen in Heilung über.

Bei frühzeitiger Behandlung gelingt es nicht selten, durch *Burow*-Umschläge, Antiphlogistine, Diphlogen, Kyttaplasma usw. und Prontosil die Schwellung zum Rückgang zu bringen und einer Abszedierung vorzubeugen. Bleiben diese Maßnahmen wirkungslos, dann wenden wir Wärme in Form von heißen Sandsäckchen (bei kleinen Kindern), Thermophor, Bestrahlung mit Profunduslampe usw. an und geben 1—2 cc Omnadin als intramuskuläre Injektion, die, wenn nötig, täglich wiederholt werden kann. Bei aufgetretener Fluktuation wird inzidiert, 2—3 cm lang die Haut und Fascie, der Abszeß wird stumpf mit der geschlossenen anatomischen Pinzette oder einer spitzen Kornzange geöffnet, diese Öffnung gedehnt und die Abszeßhöhle mit 3—4 cm breiten antiseptischen Gazestreifen locker tamponiert. Der erste Verband erfolgt, wenn die Blutung aus der Wunde durch Kompression gestillt ist, mit Salbe (Borvaselin). Die Gazelage über der Wunde kann in den nächsten Tagen durch einen $3^0/_0$igen Borwasserumschlag ersetzt und täglich gewechselt werden. Bei Entfieberung in den nächsten Tagen nach dem Eingriff bleibt der Streifen 5—6 Tage unberührt liegen, wird dann bei jedem Verbandwechsel je nach seiner Länge um 2—4 cm vorgezogen und gekürzt, so daß er nach 10—12 Tagen ganz entfernt ist.

Bei der akuten eiterigen Lymphadenitis machen wir in der Regel *keine Frühinzision*, sondern warten die stärkere eiterige Einschmelzung ab, wodurch es dann gelingt, mit einer kleinen Inzision auszukommen, was namentlich bei Mädchen und im Gesichte und am Halse von Wichtigkeit ist. Die glatten Schnittwunden heilen kosmetisch gut und sind bei günstiger Lage nach einem halben bis einem Jahr meist kaum mehr sichtbar.

Mit dem Zuwarten bis zur Erweichung soll man aber nicht zu weit gehen, namentlich wenn das Fieber andauernd sehr hoch ist. Bei sehr virulenter Infektion kann es, glücklicherweise nur in seltenen Fällen, zur Verschleppung des Eiters in innere Organe, Lungenabszessen, Meningitis, Pyaemie kommen.

Geschwülste und Schwellungen am Kopf bei größeren Kindern.

Eine flachkugelige unverschiebliche Geschwulst am äußeren Augenwinkel unter der Augenbraue ist eine *Dermoidzyste*. Eine ähnliche fluktuierende Anschwellung am Jochbein meist ein *kalter Abszeß*.

Bläuliche kompressible Geschwülste an den Lippen sind *kavernöse Haemangiome*. Erbsengroße kugelige elastische Geschwülste, über denen die Lippenschleimhaut gespannt ist, sind *Schleimzysten*, von Schleimdrüsen der Lippen ausgehend. Eine zystische längliche Geschwulst von Kirschen- bis Hühnereigröße, meist einseitig, unter der Zunge ist gewöhnlich eine Retentionszyste der Unterzungen-Speicheldrüse (Glandula sublingualis), *Ranula* (Fröschleingeschwulst) genannt.

Wir sahen eine solche apfelgroße bei einem 10jährigen Knaben vom Lande; die Zunge war durch die Geschwulst derart nach hinten gedrängt, daß man beim Öffnen des Mundes keine Zunge, sondern nur die Zyste sah; nach Exstirpation Heilung.

Das radikale Verfahren ist die *Exstirpation* der Ranula und Naht der Wunde, bei kleinen Kindern in Narkose, bei größeren in Lokalanästhesie ausführbar. Es genügt aber auch die ausgiebige *Spaltung* der Zyste und die Vernähung der Zystenwand mit der Mundhöhlenschleimhaut längs des Schnittes, wodurch eine neuerliche Sekretansammlung vermieden wird und der Zystenbalg schrumpft.

IV. Hernien und Hydrocelen, Kryptorchismus.

Nabelbrüche. Epigastrische Hernien. Nabelkoliken.

Ein großer *Hautnabel* wird manchmal für einen Nabelbruch gehalten und es ist auch nicht immer leicht einen kleinen darin versteckten Nabelbruch auszuschließen. Ein Bruch ist anzunehmen, wenn beim Stehen, Pressen, Schreien eine deutliche Vorwölbung bzw. Vergrößerung des Hautnabels auftritt, oder wenn eine Bruchpforte deutlich zu tasten ist.

Soll man jeden Nabelbruch operieren, wann soll man ihn operieren und führt nicht eine Behandlung mit Pflaster oder Bruchband auch zur Heilung?

Ein jeder Nabelbruch namentlich bei Mädchen (mit Rücksicht auf die Vergrößerung bei einer späteren Schwangerschaft) soll behandelt werden. Bei erbsen- bis bohnengroßen Brüchen versucht man im ersten Lebensjahre die *Pflasterbehandlung*. Wenn sie konsequent 6—8 Wochen fortgesetzt wird, kann sie in vielen Fällen zum Verschwinden des Bruches führen. Voraussetzung ist, daß die kindliche Haut das Pflaster gut verträgt und bei keinem Pflasterwechsel der Bruchsack sich füllen kann, was man durch Aufpressen der Fingerkuppe bei Wegnahme des Pflasters erreichen kann. Sonst gleicht die Pflasterbehandlung einer Danaidenarbeit, da der Bruchsack und Bruchring immer wieder ausgedehnt werden und nicht vollkommen zusammenschrumpfen können.

Hat die Pflasterbehandlung im ersten Lebensjahre nicht zum Ziele geführt, so ist die *Operation* indiziert. Sie ist nicht dringend, da Einklemmungen in Nabelbrüchen im Kindesalter höchst selten vorkommen.

Nabelbrüche von Kirschengröße und darüber (wir sahen oft solche von Walnußgröße und darüber) sind mit Pflasterverbänden meist nicht mehr dauernd zu beheben. Wir operieren sie in jedem Alter, schon vom 2. Monate an. Eine Bruchbandbehandlung halten wir für eine zwecklose Plage des Kindes, da ein unverschiebliches Sitzen des Bandes bei dem wechselnden Bauchvolumen kaum erreicht werden kann.

Manchmal tritt Bauchinhalt nicht durch den Nabelring, sondern durch eine kleine Lücke oberhalb desselben aus *(Hernia parumbilicalis)*; auch zwischen Nabel und Schwertfortsatz können in der Mittellinie hernienähnliche Geschwülste auftreten, die als *Hernia epigastrica* imponieren, in Wirklichkeit aber meist nur Austritte von praeperitonealem Fett ohne Bruchsack sind *(Liparocelen)*. Bei Kindern machen sie meist keine Beschwerden. Wenn sie größer sind, sollen sie operiert werden.

Kinder im Alter von 3—5 Jahren (aber auch ältere) werden nicht selten mit ganz kleinen Nabelbrüchen zur Operation gewiesen, da von diesen *Beschwerden* ausgehen sollen. Es handelt sich in der Regel um Darm-, bzw. Appendix-*Koliken*, welche in der Nabelgegend schmerzhaft empfunden werden und anfallsweise auftreten. Meist sind es Kinder mit *chronischer Obstipation* und *nervöser Veranlagung*. Nach Angabe der Eltern haben sie täglich Stuhl, doch ist der Stuhl fest, geformt. Führt eine Diätkur (Butter, Obst, Gemüse usw.), Erziehung zur Pünktlichkeit, Paraffinöl, Agarol nicht zum Aufhören der Anfälle, so schlagen wir die *Appendektomie* vor, nach der gewöhnlich die Anfälle aufhören.

Auch ein *Meckelsches Dünndarmdivertikel* kann ähnliche Beschwerden in der Nabelgegend machen. In zweifelhaften Fällen wird eine **Röntgenuntersuchung** des Darmes mit *Appendixfüllung* nach *Czepa* bei positivem Ausfall (Nichtfüllung des Wurmfortsatzes oder der Nachweis eines sehr langen oder geknickten und fixierten Proc. vermiformis) den Entschluß zur Operation erleichtern.

Nach Nabelbruchoperation kommt es nicht selten vor, daß nach mehreren Monaten oder später das Kind gebracht wird mit der Angabe, der Nabelbruch sei wieder da. Tatsächlich findet man die Nabelhaut vorgewölbt, was einem Nabelbruch ähnlich sieht. Es handelt sich aber meist nicht um ein Rezidiv der Nabelhernie, sondern nach Lüftung der Operationsnarbe an einer Stelle oder durch Stichinzision entleerte sich Eiter, und gewöhnlich ließ sich dann auch die dicke Seidenschnürnaht herausziehen. Bei Fadeneiterung gleich im Anschluß an die Operation soll man mit der Entfernung der Schnürnaht mindestens 4 Wochen warten, da sonst zu leicht wirklich eine Rezidive auftritt.

Radikaloperation des Nabelbruches.

Die *Radikaloperation* des Nabelbruches nehmen wir in Allgemeinnarkose nach der *Methode Spitzys* aus ästhetischen Gründen mit Aufklappung und Erhaltung des Nabels vor. Ein halbmondförmiger Schnitt umkreist oben oder unten den Nabel und durchtrennt Haut- und Unterhaut-Fettgewebe bis zum Bruchsack, worauf dessen Abgang freigelegt und, wenn möglich, von allen Seiten mit einer anatomischen Pinzette umfahren wird. Die mit der äußeren Haut gewöhnlich stärker verwachsene Bruchsackkuppe lassen wir an dem Hautlappen und eröffnen den Bruchsack ca. 1—1$^1/_2$ cm vom Bruchring entfernt nach Anheben mit einer Hakenpinzette. Die Bruchsackränder werden mit Hakenklemmen gefaßt und der Bruchsack quer durchtrennt. An die Bruchsackkuppe wird ein Schieber angelegt, der den Hautlappen nach abwärts zieht. Den Verschluß einer kleineren Bruchpforte nehmen wir mit einer Seidenschnürnaht (Tabaksbeutelnaht) vor, welche nicht nur das Peritoneum, sondern auch die sehnigen Teile des Bruchringes mitfaßt. Eine nur im Fettgewebe des Bruchsackes angelegte Schnürnaht könnte ebenso wie eine einfache Bruchsackligatur bei Hustenstößen oder unter Wirkung der Bauchpresse vom Bruchsackstumpf abgleiten, worauf es zu einem Rezidiv kommen kann. Auf jeden Fall ist nach dem Zuziehen der Naht mit einer anatomischen Pinzette oder Hohlsonde zu prüfen, ob die Lücke gegen die Bauchhöhle tatsächlich ganz geschlossen ist. Sonst ist darüber noch eine sogenannte U-Naht mit Seide anzulegen, welche den vollkommenen Verschluß herbeiführt. Der Bruchsackstumpf wird ca. 1 cm lang belassen. Die Bruchsackkuppe kann nun vom Hautlappen ganz oder großenteils stumpf abgezogen oder scharf abpräpariert werden, um einer eventuellen Serosa-Sekretion vorzubeugen. Bei sehr dünner Nabelhaut verzichte man lieber auf diese Ablösung, da sie entweder zur Verletzung der Haut oder zu einer sekundären Hautnekrose führen kann. Der Hautlappen wird wieder zurückgeklappt und die Wunde mit Michelklammern geschlossen. Der Hautlappen wird durch einen kleinen Gazetampon an seine Unterlage angepreßt, die Haut außerhalb des Lappens mit Mastisol bestrichen und mit Gaze bedeckt. Ein 5 cm breiter Heftpflasterstreifen wird darüber quer um den Leib herumgespannt.

Bei *großer Bruchpforte*, wenn der Daumen in den Bruchring eindringen kann, machen wir den Verschluß nach der „*Überlappungsmethode" von Mayo*. Nach der Aufklappung des Nabelhautlappens wird der Bruchsack am Bruchring abgetragen und der obere Rand der Öffnung mit 2—3 Seiden-Matratzennähten ca. 1—1$^1/_2$ cm hinter den unteren Rand herabgezogen, der untere Rand nach oben gezogen, und mit 2—3 Nähten an den Rectusscheiden befestigt, so daß die Bauchwand hier gedoppelt ist. Man geht folgendermaßen vor: Nach Anheben des unteren Ringrandes mit Hakenklemmen sticht man 1—1$^1/_2$ cm vom Rande entfernt mit einer Naht von außen durch und im Peritoneum aus, ebenso knapp am oberen Rand von außen durch bis ins Peritoneum und der Quere nach vom Peritoneum nach außen und 1—1$^1/_2$ cm abwärts vom unteren Rande von der Bauchhöhle her wieder nach außen. Die beiden Fadenenden werden mit einer Fadenklemme gefaßt. So werden je nach der Breite der Bruchpforte 2—3 solche Nähte nebeneinander angelegt und erst zum Schlusse geknüpft. Der untere Rand wird mit einigen Seidennähten straff nach oben an den Rectusscheiden befestigt. Darüber kann man noch 2—3 Fettnähte mit Catgut in Längsrichtung anschließen. Die Hautwunde wird mit Klammern geschlossen.

Über *Fadeneiterung* nach Nabelbruchoperation siehe das Kapitel „Nabelbrüche".

Wasserbruch (Hydrocele).

Die seröse Flüssigkeitsansammlung zwischen den Blättern der Tunica vaginalis propria kann sich entweder um den Hoden herum bilden *(Hydrocele testis)* oder längs des Samenstranges in einem nicht obliterierten processus vaginalis *(Hydrocele funiculi spermatici)*, wobei der Hoden tastbar frei bleibt. Dies sind die zwei wichtigsten und häufigsten Formen der Hydrocele. Außerdem kommen Kombinationen vor durch gleichzeitiges Auftreten beider Formen mit oder ohne Kommunikation miteinander oder mit der abgeschlossenen oder freien Bauchhöhle *(Hydrocele bilocularis, bilocularis communicans intra- oder extraperitonealis)*. Wichtig ist zu wissen (wegen der Punktion) daß bei der Hydrocele testis der Hoden gewöhnlich hinten liegt, wovon man sich bei der Durchleuchtung überzeugen kann. Man wird also gewöhnlich an der *Vorderseite* der Geschwulst *punktieren*, nicht an ihrem unteren Pol.

Die Entstehungsursache der vorwiegend im Säuglingsalter häufigen, später im Kindesalter eher seltenen Wasserbrüche ist anscheinend keine einheitliche. Lange Zeit beschuldigte man die meist gleichzeitig bestehende Phimose, welche zu einem starken Pressen beim Harnen und damit zu einer venösen Stauung und serösen Exsudation im äußeren Genitale führen soll. Nach Behebung der Phimose sollte dieser Folgezustand verschwinden.

War mir diese Erklärung schon anatomisch und physiologisch unwahrscheinlich, so sprach der weitere Verlauf, das Fortbestehen der Hydrocele auch nach Behebung der Phimose, meist dagegen. Ich beschuldige wohl auch eine Stauung im Hoden als Ursache, doch wird diese dadurch hervorgerufen, daß die Hoden bei vielen Kindern zwischen den Oberschenkeln, besonders wenn sie dick sind, nach hinten geklemmt und die Kinder so gewickelt sind. Hiefür konnte ich einen experimentellen Beweis erbringen.

Die Diagnose ist bei der schlaffen Hydrocele testis unschwer aus dem Anblick und der Palpation zu machen. Bei der prallen Flüssigkeitsansammlung ergibt die elastische Konsistenz, der leere Klopfschall und die *Durchleuchtbarkeit* (Transparenz, Diaphanität) die Diagnose.

Zur Prüfung der letzteren wird auf der einen Seite der Geschwulst das Ohrende eines gewöhnlichen Hörrohres ohne Ohrplatte gesetzt und auf der anderen Seite das Licht einer kleinen elektrischen Taschenlampe angepreßt, worauf man im Hörrohr ein hellrosa Licht durchschimmern sieht.

Die Hydrocele testis ist *nach* dem ersten Lebensjahre nicht häufig und später manchmal durch einen weichen oder prall elastischen *Hodentumor* (Sarcom) vorgetäuscht. Die Durchleuchtung und Probepunktion gibt Aufschluß.

Ähnlich verfährt man bei der Untersuchung der Hydrocele funiculi spermatici. Über die Differential-Diagnose gegenüber einer incarcerierten Leistenhernie siehe unter dem Kapitel „Leistenhernien".

Die Behandlung dieses im Säuglingsalter harmlosen Leidens, das aber auch Ganseigröße erreichen kann, besteht in der Entleerung durch Punktion mit feiner Nadel an der Vorderseite der Geschwulst und Aspiration des serösen Inhaltes mit Rekordspritze. Genügt dieser Eingriff nicht, auch wenn das Scrotum ständig vor die Oberschenkel gelagert wird, so ist er nach einigen Wochen zu wiederholen.

Radikaler wirkt meist der Versuch einer *Verödung des Hydrocelensackes*. Wir haben hiezu jahrelang einen sehr schwachen *Jodalkohol* verwendet (einige Tropfen der 10%igen Jodtinktur in ein Schälchen mit ca. 50 cc 70%igem Alkohol, Spiritus vini dilutus) mit dem wir den Hydrocelensack nach fast völliger Entleerung „ausgewaschen" haben in der Weise, daß man bei liegender Punktionsnadel mehrmals 5—10 cc Jodalkohol (je nach Sackgröße) eingespritzt und wieder aspiriert hat und zum Schluß den ganzen Sackinhalt entleert hat. In den nächsten Tagen entstand wohl eine neuerliche Anschwellung, die mit feuchtwarmen Umschlägen bekämpft wurde; dann trat allmählich Schrumpfung ein.

In den letzten Jahren haben wir zur Verödung $30-50\%$ *Traubenzuckerlösung (Osmon)* verwendet, indem wir nach Ablassen des Hauptinhaltes ähnlich wie mit dem Jodalkohol „ausgewaschen" haben, zum Schlusse aber 3—5 cc Osmonlösung im Sack belassen haben. Beim Vorgehen mit dem Jodalkohol hatte ich immer einige Bedenken, namentlich wenn ein Anfänger die Injektion machte, daß auch in das Gewebe außerhalb des Sackes der Alkohol dringen und dort eine Gewebsnekrose verursachen könnte.

Zu radikalerem Vorgehen besteht im Säuglingsalter meist kein Anlaß. Findet man in diesem Alter bei der Operation einer Leistenhernie eine Hydrocele testis, so schneiden wir aus dem Hydrocelensack ein kleines Fenster heraus, wodurch die nachsickernde Hydrocelenflüssigkeit in dem umgebenden Bindegewebe resorbiert werden kann.

Der Sack einer *Hydrocele funiculi* läßt sich meist gut ausschälen und wird exstirpiert, wenn er gelegentlich einer Herniotomie freigelegt ist. Sonst begnügen wir uns mit der Punktion und Osmoninjektion und schreiten nur nach Versagen des Verödungsversuches, der noch wiederholt werden kann, an die Exstirpation.

Die Wasserbrüche größerer Kinder operieren wir gewöhnlich nach *Winkelmann* (Spalten des Hydrocelensackes und Umkrempelung um Hoden und Samenstrang) oder von *Bergmann* (Exzision des parietalen Blattes der Tunica vaginalis propria).

Leistenbrüche.

Die *Hernia inguinalis* bei Knaben ist in der Regel eine *obliqua;* direkte Hernien habe ich nicht beobachten können, wohl aber Gleitbrüche, bei denen rechts das Coecum oder links die Flexura sigmoidea mit dem Gekröse durch den inneren Leistenring nach außen getreten waren.

Wir beobachteten auch einige Male *Schenkelhernien,* die bei Kindern recht selten vorkommen. Gewöhnlich bei Mädchen, selten bei Knaben. Für die Unterscheidung von der Leistenhernie ist weniger die tiefe Lage am Oberschenkel maßgebend, da der Bruchsack nicht selten über das Leistenband hinaufgeschlagen ist, sondern die Lage lateral vom Tuberculum pubicum. Scrotal- und Labialhernien sind immer Leistenhernien.

Die *freie Leistenhernie* ist wohl unschwer zu erkennen und wird höchstens mit der Hydrocele communicans funiculi verwechselt, was aber nicht von Bedeutung ist. Wenn Peritoneal-Flüssigkeit in den offenen Processus vaginalis eintreten kann, so kann auch Netz oder vielleicht Darm dorthin gelangen.

Schwieriger kann die Unterscheidung einer kleinen *incarcerierten Leistenhernie* von einer *akuten Samenstrang-Hydrocele* sein.

Ein Säugling wird gebracht, und die Mutter gibt an, daß sie seit heute morgen beim Baden eine Geschwulst in der Leistenbeuge bemerke, die gestern bestimmt noch nicht zu sehen war. Man findet eine kleinpflaumengroße, prall elastische Geschwulst, welche mit dem inneren Leistenring fest zusammenhängt. Die Geschwulst ist diaphan. Das Kind hat erbrochen, aber es erbricht täglich schon seit längerer Zeit. Stuhl war heute. Der Bauch ist weich, nicht gespannt; das Kind sieht frisch aus. Die Geschwulst ist mehr spindelförmig, sitzt dem inneren Leistenring nicht so breit auf, wie wir es bei einer incarcerierten Hernie gewohnt sind. Die Diaphanität spricht nicht unbedingt gegen eine Darmeinklemmung; bei der Dünnheit des kindlichen Darmes ist auch dieser durchleuchtbar, solange das Bruchwasser nicht stark blutig ist. Aber der etwas verdünnte Stiel der Geschwulst, das gute Aussehen des Kindes, das Erbrechen seit längerer Zeit, Stuhlgang, weicher Bauch sprechen gegen eine Darmeinklemmung. Wir haben hier eine *akute Samenstrang-Hydrocele,* deren Entstehung wir uns nach zahlreichen Befunden bei Operationen so vorstellen, daß beim Pressen Peritoneal-Flüssigkeit in einen offenen Processus vaginalis eintritt und durch eine klappenähnliche Falte im Bruchsack am inneren Leistenring am Zurückfließen verhindert wird.

Die Behandlung besteht in feuchtwarmen Umschlägen. Wenn keine Rückbildung eintritt, punktieren wir mit feiner Nadel und aspirieren den Inhalt, spritzen einige Kubikzentimeter einer $33^0/_0$igen Osmonlösung ein. Ist man mit seiner Diagnose in Zweifel, so operiere man lieber, ehe man eine Incarceration übersieht. Diese Samenstrangzysten lassen sich leicht ausschälen, und wir schließen der Exstirpation die Radikaloperation nach *Ferrari* an.

Wann soll man eine Leistenhernie beim Kinde operieren? Genügt nicht ein *Bruchband,* um sie zum Heilen zu bringen?

Wir sind im allgemeinen *für* die Radikaloperation der Leistenbrüche bei Kindern, da die Brüche sich rasch vergrößern und Einklemmungen, deren Reposition oft erst in Narkose gelingt, relativ häufig sind. Ein *Bruchband* legen wir nur an, wenn eine Kontraindikation für die Operation besteht, sei es, daß die Haut im Operationsgebiet von einem Ausschlag ergriffen ist, eine Pyodermie besteht oder der Allgemeinzustand infolge Fieber, Gastro-Enteritis, Bronchitis usw. schlecht ist. Wenn das *Alter des Kindes* im allgemeinen auch keine Rolle spielt, so warten wir doch gewöhnlich bis zum 3. oder 4. Monat mit der Operation. Die noch bei vielen Kollegen verbreitete Ansicht, mit einer Bruchoperation bis zur Vollendung des 2. Lebensjahres zu warten, weil die Kinder vorher nicht rein zu halten sind, hat nach unserer Erfahrung heute keine Berechtigung mehr. Bei entsprechendem Vorgehen heilen die Operationswunden auch im Säuglingsalter fast ausnahmslos per primam; Eiterungen aus den Stichkanälen der Michelklammern oder kleine rasch wieder heilende oberflächliche Bauchdecken-Abszesse können vorkommen, beeinträchtigen aber den Erfolg der Operation in keiner Weise.

Die *Narkose* soll möglichst kurz sein, ebenso die Operation. Aus diesem Grunde operieren wir bei Säuglingen mit *doppelseitigen* Leistenbrüchen regelmäßig *nur eine Seite,* höchstens noch einen gleichzeitig bestehenden Nabelbruch. Die andere Seite wird erst 4—6 Wochen später operiert, wenn sich das Kind wieder vollkommen erholt hat.

Es kommt häufig vor, daß kleine Kinder gebracht werden mit der Angabe, daß beim Schreien, Pressen eine Geschwulst oft von Hühnereigröße in der Leiste auftrete. Bei der ärztlichen Untersuchung findet man gar nichts und selbst beim Herumkneten am Bauche oder Hüpfenlassen ist eine Bruchgeschwulst nicht festzustellen. Die Beobachtung der Eltern war fast immer richtig, wir operierten diese Kinder auch auf die bloße Angabe der Eltern hin und fanden immer einen größeren oder kleineren Bruchsack.

Nur in einem Falle — es war bei einem größeren Knaben, der wegen Leistenbeschwerden später noch einmal zur Beobachtung kam — wurde bei der Operation kein Bruchsack gefunden und die Geschwulst, die von der Mutter gesehen worden war, war anscheinend der hinaufgestiegene Hoden, der sich zeitweilig drehte oder klemmte, was auch die späteren Beschwerden erklärte.

Das Vorhandensein eines *offenen Leistenringes* bei einem Kinde ist für uns nicht bestimmend für die Operation. Wir sehen von dieser Feststellung ganz ab.

Als *Bruchband* verwenden wir noch häufig nach *Widerhofer* den *Wollsträhn,* der als Schlinge um den Leib gelegt wird, so daß der Knoten auf die Bruchpforte kommt und als Pelotte wirkt, während das freie Ende um den Oberschenkel nach hintengeschlagen und dort mit einem Bändchen an dem Leibring befestigt wird. Wir besitzen noch ein sehr praktisches ganz aus Gummi bestehendes Bruchband, das bandförmig und leicht zu reinigen ist, hier aber leider noch nicht erhältlich ist. Bei größeren Kindern kann man ein Federbruchband ähnlich dem der Erwachsenen anlegen. Sonst legen wir auf die Bruchpforte einen Watteknollen, der mit einer Binde (Spica coxae) befestigt wird. Bei konsequentem mindestens 1jährigen Tragen eines Bruchbandes kann bei kleineren Brüchen eine wenigstens vorübergehende Heilung eines Leistenbruches eintreten; dies wurde mir von mehreren Erwachsenen, welche als Kinder einen Leistenbruch gehabt haben sollen, berichtet. Ich sah allerdings auch wiederholt Rückfälle bald oder später nach Ablegen des Bruchbandes.

Wenn man berücksichtigt, daß das längere Tragen eines Bruchbandes eine starke Belästigung für ein Kind ist, daß das Band doch nur bei Tage getragen werden soll und ein Hustenstoß in der Nacht eine Einklemmung hervorrufen kann, daß die Gewebe durch den dauernden Pelottendruck zur Atrophie gebracht werden, wodurch der Dauererfolg einer späteren Radikaloperation beeinträchtigt werden kann, die Operation anderseits heute einen fast ungefährlichen Eingriff mit meist völliger Heilung darstellt, wird man bei Kindern, wenn nicht sehr schwerwiegende Gegengründe vorhanden sind, immer zur Operation raten.

Brucheinklemmungen sind namentlich im *Säuglingsalter* nicht selten und schon beim erstmaligen Auftreten bzw. Beobachten eines Leistenbruches kann dieser sich schon einklemmen. Das Eintreten von Darm in den Bruchsack verursacht Windverhaltung, die Kolikschmerzen auslöst, weshalb das Kind schreit, wodurch der Darm noch weiter in den Bruch gepreßt wird — ein Circulus vitiosus. Da Einklemmungen oft schon im 2. Lebensmonate auftreten, wir aber mit der Operation lieber noch 1 bis 2 Monate zuwarten wollen, so versuchen wir die Taxis (Reposition), wenn die Einklemmung nach Angabe der Umgebung nicht länger als 12 Stunden besteht. Nach dieser Zeit ist von Taxisversuchen abzuraten. Die Reposition gelingt fast immer, wenn man das Kind leicht annarkotisiert, wodurch das störende Schreien und Pressen wegfällt. Auch steile Beckenhochlagerung unterstützt das Vorgehen, ebenso Entleerung des Dickdarmes durch einen Einlauf vor den Taxisversuchen. Die Taxis im warmen Bade, das bei Er-

Radikaloperation der Leistenbrüche.

wachsenen zu einer Entspannung der Bauchdecke führt, kommt für Kinder wegen des gleichzeitigen Schreiens weniger in Frage; ebensowenig der Chloräthylspray auf die Bruchgeschwulst, da die kindliche Haut gegen Vereisung sehr empfindlich ist und leicht starke Erfrierung davontragen kann.

Es ist oft überraschend, wie incarcerierte Hernien, die außerhalb des Spitales jedem Repositionsversuche (ohne Narkose) trotzten, während des Transportes in das Krankenhaus durch das Schütteln im Auto oder später auf dem Operationstische in Narkose während der Hautreinigung zurückgehen.

Ich habe es auch einige Male erlebt, daß ein eingeklemmter Bruch, bei dem jeder Taxisversuch (auch in Narkose) des diensthabenden Arztes im Spitale erfolglos geblieben war, auf einen warmen Umschlag während des Schlafes des Kindes vollkommen zurückging.

Nach gelungener Reposition legen wir ein Bruchband oder eine Spica coxae mit einem kleinen Wattepolster über der Bruchpforte an.

Bei *Mädchen im Säuglingsalter* tritt manchmal unter der Haut in der Leistenbeuge am Tuberculum pubicum eine mandelgroße derbe Geschwulst auf, die auf Druck nicht verschwindet, ein- oder doppelseitig sein kann und sich innerhalb von 1 bis 2 Tagen vergrößert, ohne Fieber. Die Geschwulst wird nicht selten für eine Lymphdrüse gehalten. Es handelt sich hier um einen *Descensus ovarii*, wenn die Geschwulst wochen- und monatelang besteht, häufig aber, bei kurzer Dauer um eine *incarcerierte Leistenhernie* mit Einklemmung des *Eierstockes*. Man findet bei der Operation ein haemorrhagisches Bruchwasser, das Ovar, das auch um seinen Stiel gedreht sein kann, blaurot, später blauschwarz und bei längerer Dauer der Einklemmung nekrotisch mit Fibrinbelag, so daß es in diesem Falle entfernt werden muß. Wenn es noch lebensfähig ist, wird es reponiert und die Radikaloperation angeschlossen.

Radikaloperation der Leistenbrüche.

Wir operieren seit Jahren nach der *Methode Ferrari*, welche sich von der bekannten *Bassini*schen dadurch unterscheidet, daß die Pfeilernaht (M. obliquus internus an das *Poupart*sche Band) nicht unter, sondern über dem Samenstrang gemacht wird. Dieser wird dabei knapp über dem Tuberculum pubicum herausgeleitet. Wir wollen damit eine Zerrung des zarten Samenstranges vermeiden, was leicht geschieht, wenn die Nähte wie bei *Bassini* unter dem emporgehobenen Samenstrang angelegt werden. Zur Vorbereitung werden Unter- und Mittelbauch, das äußere Genitale, die oberen Drittel der Oberschenkel mit Benzin und Alkohol gereinigt, der Nabel mit Wattestäbchen. Nach Anstrich des Operationsfeldes mit $1^0/_0$igem Pikrinalkohol wird mit Mastisol ein daumenbreiter Streifen leicht schräg über beide Oberschenkel, Penis und Scrotum gezogen, so daß auf der zu der operierenden Seite die Gegend des äußeren Leistenringes und Penisansatz freibleiben. In gleicher Weise wird darauf der Rand einer doppeltgelegten Leinenkompresse geklebt, wodurch das die Asepsis störende Hinaufsteigen des Penis während der Operation vermieden wird.

Der Hautschnitt verläuft schräg von außen oben ca. daumenbreit einwärts von der Spina ant. sup. nach innen abwärts zum Tuberculum pubicum. Nach Durchtrennung der Fascia superficialis wird das Fett des Mons pubis und der Samenstrang mit einem kleinen Schaufelhaken kräftig nach abwärts gezogen und die Externus-Aponeurose über dem Leistenkanal durch den äußeren Leistenring hindurch der Länge nach gespalten. Die beiden Fascien-Schnittränder werden angehoben und medial der Rand des Obliquus internus, lateral das *Poupart*sche Band stumpf freigelegt. Mit einem zarten Längsschnitt wird die Tunica communis durchtrennt und der weißlich schimmernde gefäßlose Bruchsack gefaßt und durch stumpfes Abstreifen der Samenstranggefäße und des Vas deferens so weit freigelegt, daß er umgriffen werden kann. Dann gelingt es meist leicht die Kuppe des Bruchsackes, zum Teil scharf, herauszupräparieren. Liegt der Hode im Bruchsack, so wird dieser knapp über dem Hoden quer durchtrennt, die Öffnung gegen den Hoden nicht vernäht. Am angespannten Bruchsack wird der Samenstrang bis zum inneren Leistenring abgestreift, der Bruchinhalt reponiert und der Bruchsack, der an seiner Kuppe mit 2 Klemmen gefaßt wurde, mit dem stumpfen Scherenblatt so weit gespalten, daß man bis zum inneren Leistenring sehen kann, ob Netzanwachsungen bestehen oder ein Gekröseansatz (Gleitbruch) vorliegt. Nach Lösung der Anwachsungen wird der Bruchsack bei enger Pforte einfach abgeschnürt und mit ca. 1 cm langen Stumpfe abgetragen, bei weiter Bruchpforte mit Schnürnaht (Tabaksbeutelnaht) zusammengezogen und mit nochmaliger Umschlingung (zur Blutstillung) abgebunden, abgetragen und der Stumpf versenkt. Ein scharfer Rechenhaken zieht nun die laterale Lefze der Externus-Aponeurose so weit nach außen, daß das Leistenband frei daliegt, während ein kleiner Schaufelhaken den Samenstrang scrotalwärts zieht. Mit feinen Troikatnadeln werden nun in Abständen von ca. 1 cm 2 bis 4 Pfeilernähte angelegt, wobei man vom Muskel (Obliquus internus) möglichst viel nimmt, ohne ihn in seiner ganzen Dicke zu durchstechen (Peritoneum! Harnblase!) und vermeidet den auf ihm verlaufenden Nerv (Nervus spermaticus) in die Nahtschlinge zu fassen. Vom *Poupart*schen Band werden nur einige Millimeter genommen, wobei auf die knapp darunterliegende Vena iliaca zu achten ist. Die Nähte werden über dem Samenstrang angelegt, je zwei Enden mit Schieber gefaßt und erst nach der letzten Pfeilernaht geknüpft. Im unteren Winkel am Tuberculum pubicum muß eine für den Samenstrang genügend große Lücke bleiben; eine zu enge Einschnürung desselben kann Hodenatrophie zur Folge haben. Darüber wird die gespaltene Externus-Aponeurose wieder vernäht. Blutstillung und Fettnähte mit Catgut. Die Hautwunde wird mit Michelklammern geschlossen. Die Bruchsackabbindung und sämtliche andere Nähte werden mit sehr feiner Seide gemacht. Die verklammerte Wunde wird mit Mastisol umstrichen und ein steriler Barchentfleck daraufgeklebt. Darüber kommt ein Gaze-Watte-Verband, der das ganze Scrotum mitbedeckt und nur Penis und After freiläßt (sog. Stella perinei). Der gut komprimierende Verband muß wie eine Schwimmhose sitzen und an den Oberschenkeln und am Bauch gut anliegen. Nach 2 Tagen wird der oft vom Urin durchtränkte Verband entfernt und eine einseitige Spica coxae angelegt. Bei normalem Verlaufe werden nach 4 bis 5 Tagen (je nach dem Alter des Kindes) die Klammern entfernt und die Wunde neuerlich verklebt. Ein Bindenverband ist dann meist nicht mehr nötig.

Die Einpackung des Hodensackes schützt doch einigermaßen, besonders nach Operationen von Scrotalhernien, vor Haematomen; kleine Kinder können damit im Bette ohne Gefahr aufstehen und herumhüpfen, wie wir das vielfältig beobachten konnten. Eine Störung der Wundheilung durch die Befeuchtung mit dem aseptischen Urin konnten wir nie feststellen. Wir verzichten daher auch auf jedes Anbinden der Kinder im Bett oder in besonderen Lagerungsrahmen.

Anfängern passiert es manchmal, namentlich wenn eine ungeübte Assistenz ihnen die Hautschnittränder mit dem Haken zu stark medial- oder lateralwärts verzieht, daß sie statt auf den Leistenkanal auf die Rectusscheide oder den Oberschenkel kommen. Man muß sich daher bei richtig angelegtem Hautschnitt genau an die Schnittebene und den aus dem Leistenkanal austretenden Samenstrang halten, der durch einen im unteren Wundwinkel kräftig nach abwärts ziehenden kleinen Schaufelhaken zur Ansicht gebracht wird.

Schwierigkeit bietet im Anfang häufig das Auffinden des Bruchsackes. Die Ursache davon ist, wenn er gesucht wird, ehe die Externus-Aponeurose und die gemeinsamen Hüllen gespalten worden sind, oder wenn der Bruchsack zu weit hodenwärts gesucht wird, wo die Gefäße des Samenstranges sich schon aufteilen. Man findet ihn am leichtesten nahe dem inneren Leistenring am Bruchsackhals, von wo er aus dann „in der richtigen Schichte" meist leicht bis zur Kuppe dargestellt werden kann. Der Bruchsack ist weiß und gefäßlos.

Kryptorchismus.

Man muß wissen, daß bei Knaben, wenn sie entkleidet werden, unter dem Einflusse der Abkühlung oder aus anderen Gründen der Hode aus dem Hodensack verschwinden kann und dann in der Gegend des äußeren Leistenringes zu finden ist. Gelingt es, den dort vorhandenen Hoden durch Druck in den Hodensack hinabzubringen und bleibt der Hode dort, ohne zurück hinaufzufedern, so ist das ein normaler, physiologischer Zustand und kein Kryptorchismus, bzw. keine Dystopie. Wir lehnen in solchen Fällen jeden operativen Eingriff oder eine Hormonbehandlung als überflüssig ab.

Anders, wenn der Hode nach dem Herunterdrängen wieder hinaufzurückfedert, oder wenn er am äußeren Leistenringe unverrückbar fixiert ist. Im ersten Falle leiten wir eine *Hormonkur* mit Hoden- und Hypophysen-Präparaten (Testosan forte, Prolan, Praepitan) ein, was zum Ziele führen kann. Im zweiten Falle läßt die Hormonkur im Stich, da der Hode bindegewebig *ange-*

wachsen ist und die Anwachsung *operativ* gelöst werden muß, worauf es gelingt, den Hoden tiefer zu bringen.

Ist der *Hode* überhaupt *nicht zu fühlen*, so liegt er in der *Bauchhöhle*. Es besteht dann immer ein offener Processus vaginalis, aus dem sich bald eine Leistenhernie entwickelt. Diese Kinder sind zu operieren, da sich das Tragen eines Bruchbandes wegen des Druckes auf den Hoden im Bruchsack verbietet.

Mit der *Operation* des Kryptorchismus gehe man nicht zu früh vor. Besteht eine ansehnliche Leistenhernie, so kann man diese schon frühzeitig operieren und den Hoden herausleiten, eventuell herunterzuziehen versuchen, was leider nicht immer gelingt, besonders wenn das Organ noch klein ist, da ein zu starker Zug an Samenstrang oder eine starke Nahteinklemmung zu Atrophie, bzw. Nekrose des ohnehin meist schlecht entwickelten Hodens führen kann.

Nach der *Orchidopexie* wird nur eine Spica coxae angelegt, da der Kompressionsverband des Scrotums (Stella perinei) den nach abwärts verlagerten Hoden wieder bauchwärts drängen würde.

Wenn der Hode nur am Leistenringe fixiert ist, operieren wir gewöhnlich zwischen dem 4. bis 6. Lebensjahre. Wenn bei der ersten Operation die Verlagerung des Hodens in das Scrotum wegen Kürze des Samenstranges nicht gelingt, so ist er doch in der Regel vor dem äußeren Leistenring zu fixieren und kann nach der Entwicklung durch eine neuerliche Orchidopexie ohne Schaden in den Hodensack gebracht werden, da die Gebilde des Samenstranges nun viel kräftiger und dehnungsfähiger sind, der Hoden selbst viel schwerer ist.

V. Chirurgische Erkrankungen des Bauches.

a) Entzündlicher Natur.

Untersuchung bei akuten Baucherkrankungen.

Die meisten akuten Erkrankungen, welche mit Symptomen von seiten des Bauches (Bauchschmerzen, Erbrechen) einhergehen, werden unter der Diagnose „Appendicitis" eingeliefert, welche ja im Kindesalter ungemein häufig ist. Es soll damit den zuweisenden Ärzten kein Vorwurf gemacht werden, wenn in der

44 Untersuchung bei akuten Baucherkrankungen.

Mehrzahl der Fälle eine andere Erkrankung vorliegt. Ist es ja selbst im Krankenhause und dem erfahrenen Arzte oft schwer und manchmal unmöglich, eine Appendicitis auszuschließen, und wir können dies auch nur, wenn wir begründete Anhaltspunkte für eine andere Erkrankung finden. Die häufige Eile im Berufe, ungünstige Untersuchungsverhältnisse wie schlechte Beleuchtung, besonders bei der Racheninspektion, unverständige Umgebung mit mangelhafter Anamnese usw. mögen Irrtümer entschuldigen. Schließlich ist die Gefahr des Zuwartens, des Beobachtens in der häuslichen Wohnung viel größer als im Krankenhaus, wo alle Untersuchungs- und Behandlungsbehelfe zur Verfügung stehen und jederzeit eingegriffen werden kann. In solchen häuslich länger beobachteten Fällen trifft den behandelnden Arzt zu leicht der Vorwurf, daß er den Ernst der Erkrankung zu spät erkannt habe, wenn sich bei der sofort vorgenommenen Operation ergibt, daß diese besser Stunden oder Tage vorher vorgenommen worden wäre.

Die Anamnese hat zu erheben:
1. Beginn der Bauchschmerzen und Charakter derselben, ob andauernd oder mit Unterbrechungen (kolikartig).
2. Sitz des spontanen Schmerzes (im Ober-, Mittel- oder Unterbauch, in der Mittellinie oder seitlich, in der Lendengegend).
3. Schmerz bei der Harnentleerung (bei voller Blase oder beim Pressen), Harnretention.
4. Stuhldrang.
5. Letzten Stuhlgang und seine Beschaffenheit (fest, knollig, breiig, flüssig).
6. Abgang von Blut oder Schleim; reinem Blut oder blutigen Schleim, Eingeweidewürmern.
7. Erbrechen und Aussehen des Erbrochenen (Wasser, Schleim, farblos oder gallig gefärbt, ob Speisen oder bräunlich gefärbt, stinkend (Darminhalt).

Was das Kind in den letzten Tagen gegessen und getrunken hat (namentlich in der Obstzeit sehr wichtig: Kirschen, Ananas-Erdbeeren, Ringlotten, Pflaumen, Melonen, Weintrauben usw.; in unreifem Zustande oder in großen Mengen); verdorbenes Fleisch oder Wurst, Fisch, Konserven, Gefrorenes (Speiseeis); ob Medikamente (Ab-

Untersuchung bei akuten Baucherkrankungen.

führmittel, schmerzstillende Injektionen) gegeben worden sind.

9. Bei Mädchen: ob und wann sie ihre Regel (Menses) gehabt haben.
10. Sehr wichtig, wenn die Beschwerden schon tags vorher begonnen haben: wie der Zustand in der letzten Nacht war, besser oder schlechter, ob das Kind geschlafen hat, ob Fieber da war.

Bei der Untersuchung *betrachte* man zuerst das Kind, wie es sich bewegt, ob beim Aufsetzen, Niederlegen der Bauch geschont wird, wie der Gesichtsausdruck (ernst, schmerzhaft oder fröhlich) und die Gesichtsfarbe (blaß, gerötet, cyanotisch, ikterisch) ist.

Der *Puls* wird gezählt und die *Temperatur* in der Achselhöhle und im Mastdarm gemessen (Differenz der beiden Messungen!).

Die *Zunge* (rein, belegt, feucht, trocken), das Zahnfleisch (Gingivitis? Stomatitis?), die *Wangenschleimhaut* und der *Rachen* werden inspiziert (Rötung, Enanthem, Belag), ebenso die *äußere Haut* (Exanthem, Eiterherde).

Das *Abdomen* (aufgetrieben, flach oder eingesunken) wird untersucht auf Meteorismus, Dämpfungen, Peristaltik (sichtbar, hörbar), Druckpunkte, reflektorische Spannung (Défense), welche auch im Inspirium bestehen bleibt, Auslassungsschmerz.

Rectale Untersuchung: Vorhandensein von altem knolligen Stuhl, Vorgewölbtsein der Douglasgegend, Druckschmerz daselbst. Viele Kinder schreien bei der Mastdarmuntersuchung, namentlich wenn der Finger nicht gut eingefettet ist. Es ist nun wichtig und belehrend einzuwirken, ob der Schmerz nur vom After herrührt oder der Druck mit der Fingerspitze im Darm innen (auf das Becken-Peritoneum des Douglas) schmerzhaft empfunden wird. Bei größeren Kindern gelingt in der Regel die Unterscheidung; kleine Kinder schreien bei schmerzhaftem Douglas *plötzlich* auf.

Schließlich sind noch *Herz, Lunge* und *Urin* zu untersuchen. Aus dem Überwiegen des einen oder anderen Symptoms läßt sich in der Regel schon die Ursache der Erscheinungen feststellen, bzw. eine Wahrscheinlichkeits-Diagnose machen.

Ist der Stuhl (oft mehrere Tage) angehalten — man lasse sich nicht durch die Angabe täuschen „das Kind habe täglich

Stuhl gehabt", wenn der Mastdarm dabei voll harter Knollen gefunden wird —, so ist ein Einlauf mit gewöhnlichem warmen Wasser oder noch besser mit Zusatz von Seife zu machen. Nach der Entleerung der oft unglaublich reichlichen Kotmassen, die auch Kirschen- oder Traubenbälge oder -kerne enthalten können, klingen gewöhnlich die Schmerzen und das Fieber ab; der vorher wie eine Trommel gespannte Bauch wird weich und eindrückbar, das Kind schläft ruhig ein. Die Ursache der Erscheinungen war also Obstipation und Resorption von Darmgiften, höchstens Colica appendicularis und keine Appendicitis, wenn die lokalen Beschwerden weiter rasch zurückgehen.

Bestehen *Durchfälle* (flüssige, oft schleimige Stühle), so müssen wir eine *akute Enteritis* annehmen und dementsprechend behandeln.

An eine akute Enteritis kann sich aber eine *phlegmonöse Appendicitis* oder eine *Pneumokokken-Peritonitis* anschließen; Ansteigen, bzw. Hochbleiben des Fiebers, lokale oder diffuse Bauchdeckenspannung, Druckschmerz im Douglas oder in der rechten Lendengegend werden darauf hinweisen im Gegensatze zur bloßen Druckempfindlichkeit des ganzen Bauches (ohne Défense) bei Enteritis.

Ist der Bauch weich, eingesunken, mäßig oder gar nicht druckschmerzhaft, steht im Vordergrunde des Krankheitsbildes das wiederholte Erbrechen und schlechtes Aussehen oft mit verfallenen Gesichtszügen, kleinem frequenten Puls, so muß man an *Acetonaemie* denken und den Harn auf Aceton untersuchen. Auch schwere *Darmintoxikationen* können ein ähnliches Bild machen, wobei die Zunge stark belegt und trocken ist. Zufuhr von Traubenzucker im Tropfeinlauf oder als Dauertropf-Infusion (intravenös $5^0/_0$ Dextrose-Lösung) ist dringend notwendig.

Beim kahnförmig eingesunkenen Bauch kann das Erbrechen eine *cerebrale* Ursache *(Meningitis)* haben.

Bei Schmerzen in der Harnblasengegend, Mädchen und trübem Harn, dessen Trübung nicht auf Zusatz von Essigsäure verschwindet (wie bei Phosphaten), sondern durch Leukocyten und bakterielle Infektion (meist B. coli) bedingt ist (Sediment!), müssen wir eine *akute Cystitis* annehmen. Auf Prontosil (Injektion oder Tabletten) oder Albucid werden Fieber und Bauchschmerzen bald schwinden und der Harn klar werden.

Fehlen hingegen bei noch kurzdauernder Erkrankung (1 bis 2 Tage) die Erscheinungen der Cystitis, so muß man bei Schmerzen in der Blasengegend und Harnretention (volle Blase!) an eine *akute Appendicitis im kleinen Becken* denken. Der vom Rectum her ausgelöste Douglasschmerz und die größere Differenz zwischen Achsel- und Mastdarmtemperatur wird diese Annahme unterstützen.

Im übrigen verweise ich, um Wiederholungen zu vermeiden, auf die Kapitel „Appendicitis", „Invagination" und „Ileus".

Um sich fernmündlich ein Bild von der Erkrankung eines unter der Diagnose „Blinddarmentzündung" eingebrachten Kindes und der Notwendigkeit einer Operation machen zu können, ist die angegebene Anamnese in allen Punkten, sowie die angeführte Untersuchung unerläßlich.

Akute Appendicitis.

Das typische Bild der *„Blinddarmentzündung"* mit seiner Trias: Schmerzen im rechten Unterbauch, Erbrechen und Fieber wird schon von den meisten Laien erkannt. Erbrechen und Fieber, nur in der Achselhöhle gemessen, können nicht selten fehlen und der Zweifel an der Diagnose beginnt, wenn der Schmerz nicht an der typischen Stelle angegeben wird.

Wir müssen unterscheiden zwischen dem *spontanen* Schmerz, der zu Beginn fast stets in die Bauchmitte, Nabel- oder Magengegend verlegt wird, und dem *Druckschmerz,* welcher der Stelle des Entzündungsherdes entspricht.

Der *spontane* Schmerz wandert nach den ersten Stunden gewöhnlich auf die rechte Bauchseite und bleibt nur bei der tiefen Becken-Appendicitis noch längere Zeit in der Magengend bestehen. Bei dieser Form werden erst mit der Ausbreitung der Entzündung die Schmerzen von der Magengegend in die Blase oder den Mastdarm verlegt.

Im Gegensatz zum spontanen Schmerz wird der *Druckschmerz* und der *Erschütterungsschmerz* (Perkussions- und Auslassungsschmerz) von Anbeginn am Orte der Entzündung geäußert. Da die Lage des Wurmfortsatzes eine sehr verschiedene sein kann, von der Gallenblasen- und Nierengegend, von der Bauchmitte und rechten Flanke bis zum Beckenboden, so ist auch die Stelle des Druckschmerzes eine sehr verschiedene. Am häufigsten liegt der Wurmfortsatz auf dem Darmbeinteller oder hängt in das kleine Becken hinunter, nicht selten ist er medial oder lateral oder dorsal vom Coecum hinaufgeschlagen.

Es handelt sich immer darum, den Entzündungsherd durch den lokalisierten Druckschmerz aufzufinden, der in der Regel mit einer *reflektorischen Bauchdeckenspannung* (Défense), welche auch während des Inspiriums bestehen bleibt, verbunden ist oder, was viel schwieriger ist, durch das Fehlen des echten Druckschmerzes die Entzündung auszuschließen. Am meisten gefehlt wird, wenn man sich begnügt, nur die rechte Unterbauchgegend auf Druckschmerz zu untersuchen und, wenn dieser hier fehlt, glaubt eine akute Appendicitis ausschließen zu können. In jedem einigermaßen verdächtigen Falle ist immer auch die *rechte Lendengegend* zu untersuchen und *vom Mastdarm her* das *kleine Becken* abzutasten. Dadurch entstehen nach meiner Erfahrung die meisten Spätdiagnosen und Peritonitiden, daß die rectale Untersuchung unterlassen worden ist. Ich gebe zu, daß die Mastdarmuntersuchung bei einem unerzogenen Kinde in der Privatwohnung für den Arzt keine Annehmlichkeit ist, und daß sie im Krankenhause mit geübtem Personal leichter durchzuführen ist. Ist der Befund der äußeren Palpation des Bauches nicht schon überzeugend, so darf man auf keinen Fall ohne Mastdarmuntersuchung eine Appendicitis ausschließen.

Am stärksten ist die Défense, wenn der entzündete Wurm oder der Abszeß der vorderen Bauchwand unmittelbar anliegt. Dann findet man immer auch schon Oedem in den Bauchdecken bei der Spaltung.

Es kommt nicht selten vor, daß trotz Verdacht auf eine akute Appendicitis eine ausgesprochene Défense fehlt. Dies ist der Fall, wenn der entzündete, meist medialwärts geschlagene Wurmfortsatz von Darm oder Harnblase *überlagert* ist. Wenn aber dann bei einem stärkeren Druck das Kind das Gesicht verzieht oder aufschreit, ist der Verdacht meist sehr begründet.

Der *Druckschmerz* kann auch rechts fehlen und *links* im Unterbauch deutlich sein. Es muß dazu nicht unbedingt ein Situs inversus viscerum bestehen, sondern es handelt sich da meist um einen Beckenabszeß, dessen Exsudat sich an der linken Beckenwand nach vorne ausgebreitet hat.

Ich sah einen solchen Fall 3 Tage lang von einem Kinderarzt als Enderitis behandelt, nur weil der Druckschmerz links war statt rechts, obwohl der Abszeß schon von weitem sichtbar war.

Man darf auch eine *volle Harnblase,* die der Patient vor der Operation wegen Schmerz durch den ihr anliegenden phlegmonösen Wurmfortsatz nicht mehr entleeren konnte, nicht für einen Abszeß halten. Mit dem Katheter kann man sich leicht davon überzeugen.

Umgekehrt kann ein *großer Douglasabszeß* eine volle Harnblase vortäuschen. Katheter und rectale Untersuchung werden Aufklärung bringen, worauf man nach positivem Ausfall der *Probepunktion vom Rectum her* auch gleich die Inzision per rectum anschließen kann.

Die *Temperatur* ist normalerweise bei jeder eiterigen Appendicitis erhöht, doch darf man sich nicht begnügen, nur die Achselhöhlentemperatur zu messen, die oft unter oder nur wenig über 37⁰ sein kann, während das Thermometer im Mastdarm 38⁰ und darüber zeigt. Erstens ist die äußere Haut namentlich nach Transporten oder im Winter häufig abgekühlt und zweitens ist es gerade der größere Unterschied von mehr als einem halben Grad zwischen Haut- und Aftertemperatur, der für einen entzündlichen Prozeß spricht. Achseltemperatur über 39⁰ ist bei akuter Appendicitis relativ selten und spricht eher für eine andere akute Infektion (Pneumonie, Grippe usw.). *Auffallend niedere Temperatur* bei *hohem Pulse* bedeutet in Zusammenhang mit den übrigen klinischen Erscheinungen bei Appendicitis Verdacht auf *Gangrän* des Wurmfortsatzes.

Der *Puls* ist in der Regel beschleunigt entsprechend der Temperatur, doch ist ein Puls über 100 nur bei Kindern über 10 Jahren als ernstes Symptom zu werten.

Die *Zunge* ist bei der akuten Appendicitis meist rein oder nur wenig belegt im Gegensatze zur Zunge bei fieberhaften Darmprozessen.

Der *Stuhl* ist fast immer angehalten, doch schließt sich eine eiterige Appendicitis manchmal an einen Durchfall an.

Bei der Lage des entzündeten Wurmfortsatzes im Unterbauch entwickelt sich bald stärkere *Darmblähung* infolge der peritonealen Reizung. Nur bei der retrocoecalen oder lumbalen Lage kann der Bauch eingesunken sein, doch kann dies auch der Fall sein, wenn vor der Untersuchung ein Einlauf oder Abführmittel gewirkt hat. Im allgemeinen spricht ein eingesunkener Bauch eher gegen Appendicitis.

Ist man bei der Untersuchung nach *mehrtägigen* Bauchschmerzen in Zweifel, ob eine Appendicitis vorliegt, so überlege man, daß eine mehrtägige ernstere Erkrankung des Wurmfortsatzes unbedingt zu einem deutlich nachweisbaren *Folgezustand* geführt haben müßte: es müßte ein entzündlicher Tumor, ein Abszeß, eine abgesackte oder diffuse Peritonitis nachzuweisen sein.

Sehr oft erlebt man es, daß Kinder mit der Diagnose „akute Appendicitis" eingeliefert werden, weil sie außer Fieber und Erbrechen auch einen Druckschmerz im rechten Unterbauch aufweisen, aber der Bauch ist weich, es fehlt jede Défense (reflektorische Bauchdeckenspannung), die Gaumen- und Rachenschleimhaut ist gerötet, es sind Zeichen einer beginnenden oder vorhandenen *Angina* zu sehen. Nun kann sich wohl an eine Angina eine akute Blinddarmentzündung anschließen, aber bei jeder Angina oder *akuten Allgemeininfektion* (Grippe, Masern, Scharlach usw.) kann der Wurmfortsatz druckempfindlich sein, da er infolge seines Reichtumes an lymphoidem Gewebe auf anginöse Infekte sehr leicht reagiert, was ihm ja die Bezeichnung „Tonsille des Bauches" eingetragen hat. Diese Appendalgie bei akuter Allgemeininfektion flaut in der Regel nach einem Tage schon wieder ab.

Ist beim rechtsseitigen Bauchschmerz, der akut oft mit Erbrechen eingesetzt hat, das Fieber auffallend hoch, gegen 40°, ist die Atmung beschleunigt, besteht leichte Cyanose im Gesicht und wohl ein mäßiger Druckschmerz in der rechten Bauchseite, fehlt aber jede Défense, so untersuche man die *Lungen* sehr genau, eventuell *vor dem Röntgenschirm*, da mit großer Wahrscheinlichkeit eine *beginnende Pneumonie* anzunehmen ist und der Schmerz nur von der Pleura und den Intercostalnerven in den Bauch ausstrahlt.

Sehr oft klagen Kinder über Schmerzen in der Blinddarmgegend, wenn sie an chronischer Stuhlverstopfung leiden oder einige Tage keinen Stuhl gehabt haben. Die Temperatur kann dabei bis 38,5° erhöht sein, doch fehlt die reflektorische Bauchdeckenspannung. Bei der Mastdarmuntersuchung findet man harte Knollen, und auf einen oder mehrere Einläufe werden Unmassen alten Stuhles entleert, worauf die Schmerzen vollständig verschwinden und die Temperatur zur Norm abfällt, ein Bild das man früher „Appendicitis stercoralis" genannt hat.

Zur *Obstzeit* (der Kirschen, Pflaumen, Weintrauben) häufen sich Blinddarmbeschwerden, doch sind es hier meist akute Enteritiden, welche sich durch Durchfall und Wandern des spontanen Schmerzes entsprechend der gesteigerten Darmperistaltik charakterisieren. Das Fieber kann dabei sehr hoch sein und mehrere Tage andauern.

Schwierig kann die Diagnose sein im *1. und 2. Lebensjahr*. Zum Troste sei gesagt, daß die Appendicitis im ersten Lebensjahre enorm selten ist; ich habe sie in diesem Alter in der Zeit von über 30 Jahren nur dreimal gesehen. Sie kam immer erst als eiterige Peritonitis zur Operation. Enteritis und Invagination sind bei Säuglingen viel häufiger; auch bei Kindern im 2. Lebensjahre ist die eiterige Appendicitis noch recht selten, während sie dann immer häufiger wird.

Da Kleinkinder, namentlich wenn sie aufgeregt und ängstlich sind, mit ihren Schmerzangaben bei der Untersuchung recht unverläßlich sind, sind wir auf einige Zeichen angewiesen, welche die Annahme einer akuten Appendicitis unterstützen.

Schon die *Abwehrbewegung* mit den Händen gegen das Berühren des Bauches ist auf einen schmerzhaften Prozeß im Abdomen verdächtig (im Gegensatz zu dem Strampeln mit den Beinen, das eher gegen einen peritonealen Entzündungsherd spricht); ebenso eine *Beugestellung im rechten Hüftgelenke*. Das rechte Bein wird krampfhaft angezogen, und beim Ausstrecken werden Schmerzen geäußert, insbesondere wenn der entzündete Wurm oder Abszeß dem rechten Psoas anliegt. Ferner wird nicht selten über andauernden *Stuhldrang* geklagt, das Kind verlangt wiederholt nach dem Nachttopf, der ganz erfolglos benützt wird. Das Dranggefühl fanden wir meist beim akuten Empyem des Wurmfortsatzes oder beim Douglasabszeß.

Diesen Symptomen kommt allerdings nur ein unterstützender Wert zu, wenn die anderen Anzeichen wie spontane Bauchschmerzen, Fieber, Erbrechen, Meteorismus und der sonstige klinische Verlauf für eine akute Appendicitis sprechen.

Von *Leukocytenzählung* haben wir nur ausnahmsweise Gebrauch gemacht (Leukocytose bei abdomineller Eiterung). Wenn *bei kleinen Mädchen* der Druckschmerz in der Harnblasengegend sitzt, so ist jedenfalls der Harn anzusehen. Man wird nicht selten eine *akute Cystitis* finden mit zahlreichen Leukocyten, Schleimfäden und Coli-Bakterien. Steht im Vordergrunde des Krankheitsbildes das gehäufte Erbrechen von Galle und wässerigem Schleim bei allgemeiner Prostration, weichem eingesunkenen Bauche mit spontanen Bauchschmerzen (in den Bauchmuskeln infolge der wiederholten Brechakte) und ist im Urin reichlich Aceton nachzuweisen, so ist der Zustand als *Acetonaemie* aufzufassen. Fieber fehlt und die Temperatur ist eher unter der Norm. Reichliche Zufuhr von Traubenzucker im Tropfeinlauf oder kleinen Klysmen bessern den Allgemeinzustand rasch.

Ist der Druckschmerz auf der rechten Bauchseite nahe dem Leistenbande, besteht eine leichte Beugekontraktur im rechten Hüftgelenk, ist der Bauch dabei weich, kein besonderer Meteorismus oder Défense, tritt der Schmerz erst bei tieferen Druck auf, ist das Fieber um 39°, so untersuche man das ganze rechte Bein vom Fuße an und, wenn sich dort ein frischer Eiterherd (Impetigo) findet oder die Spuren eines eben verheilten, so denke man auch an eine *akute Lymphadenitis iliaca,* bzw. einen von ihr ausgehenden retroperitonealen Abszeß.

Auch eine *Askariden-Ansammlung* in Knäuelform im untersten Ileum (vor der Ilecoecalklappe) kann unter höherem Fieber eine akute Appendicitis vortäuschen. Daß *Oxyuren* im Wurmfortsatz „Blinddarmschmerzen" mit Fieber hervorrufen können, ist bekannt. Man frage also vor der Diagnosenstellung immer auch nach Eingeweidewürmern.

Aus dem Gesagten ergibt sich, worauf der Arzt bei der Untersuchung sein Augenmerk zu richten hat. Nach der typischen Anamnese: Bauchschmerzen, Erbrechen, Fieber, letzter Stuhlgang betrachte man den Gesichtsausdruck des Kindes, fühle und zähle den Puls, messe die Temperatur in Achselhöhle und Mastdarm, inspiziere die äußere Haut wegen eines Exanthems, dann die Mundhöhle und den Rachen wegen Angina und Enanthem. Besteht im Abdomen keine ausgesprochene Abwehrspannung (Défense), so untersuche man die Lungen, das kleine Becken vom

Mastdarm her und den Harn. Man wird dann sehen, worauf das Hauptgewicht bei der Beurteilung der einzelnen Krankheitszeichen zu legen ist. Die Kunst des untersuchenden Arztes besteht darin, ein nervöses schreiendes Kind so weit zu beruhigen, daß er mit einiger Sicherheit den Entzündungsherd im Bauche durch echten Druckschmerz nachweisen oder durch dessen Fehlen ausschließen kann. Bei der so wechselnden und oft verborgenen Lage des Wurmfortsatzes ist es immer leichter, eine Appendicitis zu vermuten als eine auszuschließen. Um ganz sicher zu gehen, bleibt oft nichts anderes übrig als die Laparotomie, wenn man nicht durch zu langes Beobachten den günstigen Zeitpunkt für die Operation versäumen und das Kind in Gefahr bringen will. In unklaren Fällen wird die Entleerung des Dickdarmes durch einen Einlauf oft Licht in das Krankheitsbild bringen.

Chronische Appendicitis.

Als solche bezeichnen wir entweder ein *wiederholtes* Auftreten von *akuten Anfällen* oder einen Zustand von fast *ständigen* monatelangen Beschwerden, die wir auf eine Erkrankung des Wurmfortsatzes beziehen. Als solche sind zu nennen: Magenbeschwerden, Bauchkoliken in der Nabel- oder rechten Unterbauchgegend, Druckgefühl, zeitweilige Übelkeiten und Erbrechen. Sie finden dann ihre Erklärung in anatomischen Veränderungen des Wurmfortsatzes: weites Lumen überhaupt oder am Abgang vom Coecum (trichterförmiger Abgang), wodurch das Eindringen von Stuhl in die Appendix erleichtert wird und hier Krämpfe auslöst *(Colica appendicularis)*, Vorhandensein von Kotsteinen, die wir auch bei 2- bis 3jährigen Kindern wiederholt gefunden haben; abnorme Länge des Wurmfortsatzes, welche zu Drehung und Knickung Anlaß gibt; Anwachsungen nach Entzündungen; schließlich Oxyuren, welche sich hier gerne aufhalten. Die chronische Appendicitis ist die häufigste Ursache der sogenannten *Nabelkoliken* bei kleinen Kindern, wobei chronische Obstipation und eine nervöse Komponente noch mitspielen.

Einigen Aufschluß gibt auch das *Röntgenbild* nach *Appendixfüllung nach Czepa;* entweder läßt sich der Wurmfortsatz mit Kontrastmasse gefüllt darstellen, so daß man seine Lage, Aussehen und Beweglichkeit beurteilen kann, oder er ist nicht darstellbar, die Kontrastmasse kann auch nach wiederholtem Versuche nicht eindringen, da er entweder mit Stuhl gefüllt ist, was wir als einen pathologischen Zustand auffassen, oder eine Stenose am Abgang oder ein Kotstein kann den Eintritt des Kontrastmittels verhindern. Er kann aber auch im ganzen obliteriert sein. Die *Nichtfüllung* der Appendix im Röntgenbild wird in der Regel als *pathologischer* Befund erklärt und stärkt die Indikation zur Appendectomie.

Bei der chronischen Appendicitis sind es schließlich gewöhnlich die Eltern des leidenden Kindes, welche zur Operation drängen, wenn auch die momentanen Erscheinungen nicht bedenklich sind. Aber das ständige Diäthalten, Stuhlsorgen und die Angst vor der eiterigen Entzündung überwiegen schließlich die Abneigung vor der Operation.

Pneumokokken-Peritonitis. Streptokokken-Peritonitis.

Das Bild der *Pneumokokken-Peritonitis* und deren operative Behandlung ist von *Salzer* in so erschöpfender Weise bearbeitet worden, daß ich Interessenten nur darauf verweisen kann. Ich möchte hier nur das Charakteristische wiederholen und unseren Standpunkt darlegen.

Die Pneumokokken-Peritonitis kommt fast nur *bei Mädchen* vor, ist entweder eine isolierte Infektion des Bauchfelles oder die Teilerscheinung einer Pneumokokken-Allgemeininfektion. Als solche kann sie Lunge und Pleuren, Mittelohr und Meningen sowie Gelenke befallen. Die Peritonitis beginnt mit *Durchfällen* und *hohem Fieber* (bis 40° und darüber), *Bauchschmerzen* und *Erbrechen*. Das Gesicht ist cyanotisch, der Bauch im Beginn nicht aufgetrieben, teigig weich, überall druckschmerzhaft ohne deutliche Défense. In einigen Tagen kapselt sich das eiterige Exsudat ab entweder im *Douglas,* von wo es nicht selten in das Rectum durchbricht, oder in der Bauchmitte, wo es nach Wochen beim *Nabel* zur Fistelbildung und Entleerung von reichlichen Eitermengen kommen kann. Der Prozeß wird dann manchmal für Tuberkulose gehalten, da die Kinder infolge der wochenlangen Eiterung gewöhnlich sehr herabgekommen sind.

Salzer plaidiert in Analogie des Verhaltens bei der eiterigen Pleuritis für die Spätoperation und hat damit auch die Erfolge für sich. Darüber wäre gar nicht zu streiten, wenn die *Diagnose* der Pneumokokken-Peritonitis absolut sicher zu machen wäre.

Da anscheinend er oder andere Kliniker bezüglich der Diagnose öfter in Zweifel gewesen sein dürften, hat er in fraglichen Fällen die *Probepunktion der Bauchhöhle* mit einem Explorativ-Troikart zur Untersuchung des Exsudates auf Diplokokken empfohlen.

Da die Differential-Diagnose gegenüber einer vom Wurmfortsatz ausgehenden Peritonitis, bei der die Frühoperation indiziert ist, nicht immer leicht ist, haben wir uns entschlossen, *in jedem Falle* von akuter allgemeiner Peritonitis nach dem Wurmfortsatz zu sehen und ihn gleich zu entfernen. Gewiß waren wir trotz eingelegter Becken- und subphrenischer Drainage wiederholt genötigt, später anderwärts erst gebildete Abszesse in der Bauchhöhle zu öffnen. Aber wir haben die Kinder mit entsprechender Herzstütze und Allgemeinbehandlung (Eubasin, Cibazol, Kampher) trotz Frühoperation durchgebracht.

Man erkennt die Diplokokken-Peritonitis nach der Laparotomie an dem *geruchlosen stark fibrinösen eiterigem Exsudat,* wobei der Wurmfortsatz gar nicht verdickt und nur an seiner Serosa entzündlich verändert ist.

Ein ähnliches Bild wie die Pneumokokken-Peritonitis zeigt die akute diffuse eiterige *Streptokokken-Peritonitis* ohne klinische Beteiligung des Wurmfortsatzes. Man findet im Frühstadium ein *schleimig-eiteriges, klebriges, fibrinarmes,* geruchloses Exsudat zwischen den Darmschlingen mit starker Rötung der Serosa und wenig Neigung zu Verklebung. Obwohl die *Prognose* im allgemeinen eine *sehr infauste* ist, gelang es uns doch einige solche Fälle durch kräftige Herzstütze, Kochsalzinfusion, Bluttransfusion zu retten. Auch die intraperitoneale Anwendung von Prontosil dürfte erfolgversprechend sein.

Perforations-Peritonitis.

Im Kindesalter ist es gewöhnlich der entzündete Wurmfortsatz, der perforiert, selten ein tuberkulöses oder typhöses Geschwür im unteren Ileum oder ein entzündetes *Meckel*sches Divertikel, das ebenfalls am unteren Ileum sitzt. Ferner können stumpfe oder scharfe Traumen oder verschluckte Fremdkörper zum Durchbruch sowohl des Dünn- wie des Dickdarmes oder des Magens führen. Es handelt sich also hier um Erkrankungen, die in der Anamnese oder in ihrem klinischen Verlaufe schon auf die

Möglichkeit einer Perforation des Magen-Darm-Traktes hinweisen. Bei schattengebenden Fremdkörpern kann die Röntgenuntersuchung aufklärend wirken. Ferner besteht bei der Darmperforation, ebenso wie beim Magendurchbruch in den ersten 12 bis 24 Stunden je nach dem Ausmaße des infizierten Bauchfellbereiches eine lokale oder allgemeine brettharte Bauchdeckenspannung; schon der leiseste Druck auf die Bauchdecken wird äußerst schmerzhaft empfunden. Der Puls ist beschleunigt, klein, die Temperatur steigt rasch an, was sich aber sicher nur durch die rectale Messung nachweisen läßt, während die Hauttemperatur normal oder subnormal sein kann. Es ergibt sich oft eine Differenz von 1 bis $1^1/_2{}^0$ zwischen beiden Messungen.

Es ist natürlich ein großer Unterschied, ob nur ein Geschwür des sonst normalen Wurmfortsatzes in die Bauchhöhle durchbricht oder die Eitermenge eines prallen Empyems des Proc. vermiformis oder gar eine größere bisher abgesackte Masse aus einem Abszeß. Während die Geschwürs-Perforation meist durch Netzanlötung abgedeckt wird, so daß es höchstens zur Abszeßbildung oder langsam fortschreitender eiteriger Peritonitis kommt, wird der Erguß beim Platzen eines Abszesses rasch zu diffuser eiteriger Bauchfellentzündung führen und die Erscheinungen einer Perforations-Peritonitis machen.

Paranephritischer Abszeß.

Wenn bei einem Kinde nach eiteriger Hautinfektion (Furunkel usw.) oder nach einer Infektionskrankheit Schmerzen in einer Lendengegend auftreten, die unter anhaltendem hohen Fieber täglich zunehmen, und wenn eine Erkrankung des Wurmfortsatzes nicht wahrscheinlich ist; wenn bei ständigem hohen Fieber und normalem Urin nur Druckschmerz in einer Lendengegend nahe der Wirbelsäule und keine andere Ursache für das Fieber zu finden ist, eventuell noch Oedem in diesem Bezirke und ein geringes pleuritisches Exsudat auf dieser Seite, so ist mit großer Wahrscheinlichkeit auf einen *paranephritischen Abszeß* zu schließen. Er dürfte meistens von einem vereiterten Niereninfarkt (Staphylokokken) ausgehen. Mit der Probepunktion (mit nicht zu dünner Nadel) unterhalb der 12. Rippe und ca. 2 bis 3 Querfinger breit von der Wirbelsäule weg warten wir gewöhnlich einige Tage, bis genügend Eiter da ist und man gleich die

Inzision anschließen kann. Meist machen wir einen Längsschnitt durch die Punktionsstelle, spalten die Fascie des Musculus quadratus lumborum und dringen zwischen den Muskelfasern stumpf in die Tiefe, bis der Eiter hervorquillt. Nach genügender Dehnung der Muskelwunde, daß man mit einem Finger bequem durch kann, wird die Abszeßhöhle mit einem Streifen locker tamponiert. Bei längerem Zuwarten kann ein Durchbruch in das Nierenbecken erfolgen, worauf im Harn plötzlich reichlich Eiter auftritt. Wir geben dann Antiseptica (Urotropin, Prontosil, Albucid) und viel Flüssigkeit, um Nierenbecken und Blase von innen her möglichst durchzuspülen.

Appendektomie.

Nachdem wir jahrelang den damals allgemein üblichen Pararectal-Schnitt verwendet haben (mit Eröffnung der Rectusscheide, Verziehung des Muskels medialwärts und Eröffnung des Peritoneums hinter ihm), sind wir in den letzten Jahren zum *Wechselschnitt* übergegangen: schräger Hautschnitt von der Spina iliaca ant. sup. nach einwärts, Spaltung der Externus-Aponeurose in ihrer Längsrichtung, Spaltung des Obliquus internus in seiner Faserrichtung vom lateralen Rectusrand her und kräftiges Auseinanderziehen des Muskelspaltes, Längsinzision durch Fascia transversalis und Peritoneum. Die Vorteile dieses Schnittes sind, was Nervenschonung und Verschlußsicherheit gegen Hernienbildung anbelangt, auch wenn er nicht genäht wird, ganz augenfällige. Schwierigkeiten bietet er manchmal bei lumbaler Lage des Wurmfortsatzes mit kurzem Gekröse und bei hochgelegenem fixierten Coecum. Es wird dann notwendig, den Hautschnitt stark nach innen und außen zu verlängern, die Aponeurose weit nach auf- und abwärts zu spalten und die Muskulatur breit nach außen zu durchtrennen. Wenn der Wurmfortsatz und das Coecum nicht vor die Bauchwunde gebracht werden können, muß die Abtragung des Wurms in der Bauchhöhle bisweilen auf *retrogradem* Wege erfolgen, wobei ständig lange schmale Spatel (vordere Scheidenblätter, Bajonettspatel) Bauchdecken und Därme abhalten müssen und eine zweite Assistenz das Arbeiten sehr erleichtert. Es gelingt dann nach Abbindung des Wurmfortsatzes und Durchtrennung am Coecum nach Anlegen von Klemmen das oft kaum darstellbare Mesenteriolum knapp am

Wurm schrittweise zu durchschneiden und so allmählich bis zur Spitze des Wurms hinaufzuklettern. Die liegenden Klemmen werden durch Seidenligaturen ersetzt.

Ist die Blutstillung und Stumpfversorgung durch Einstülpung, Schnürnaht und Übernähung einwandfrei, wurde gar kein oder nur ein geruchloses Frühexsudat in der Bauchhöhle gefunden, so kann diese ganz geschlossen werden. In jedem Falle von retrograder Abtragung (auch bei chronischer, nicht eiteriger Appendicitis) und bei fibrinös bedecktem Wurmfortsatz legen wir ein dünnes *Bauchdeckendrain* bis an das Peritoneum und leiten es in der Mitte der Wunde heraus.

Um langwierige Fadeneiterungen zu vermeiden, werden sämtliche Ligaturen außerhalb der Bauchhöhle und Bauchdeckennähte mit *Catgut* gemacht, während in der Bauchhöhle zu allen Unterbindungen und Nähten *Seide* verwendet wird.

Bei unsicherer Blutstillung in der Bauchhöhle wird ein Gazestreifchen oder Gummidrain an die verdächtige Stelle gelegt. Bei unsicherer Stumpfversorgung (bei starrer, brüchiger Coecalwand, Durchschneiden der Nähte) legen wir einen 3 bis 4 cm breiten Gazestreifen um diese Stelle herum, um hier Verlötung gegen die freie Bauchhöhle zu erreichen.

Bei freier Peritonitis wird das Exsudat ausgetupft, größere Mengen werden mit dem Sauger (Wasserstrahlpumpe, Motor) aspiriert und je nach Ausdehnung das kleine Becken oder der subphrenische Raum rechts über die Lendengegend oder beide mit je zwei bleistiftdicken parallel liegenden Gummiröhren drainiert. Wichtig ist, daß die Rohre in das kleine Becken an der seitlichen Beckenwand bis in den Douglas geführt werden und nicht auf einer Dünndarmschlinge aufstehen oder zwischen solchen hinabgeleitet sind. Die Drains für den subphrenischen Raum werden an der Außen- oder Hinterseite des Colon ascendens hinaufgeführt.

Man vergesse nicht, bei jeder akuten, auch nicht schwer eiterigen oder perforativen Appendicitis je nach der Lage des Wurmfortsatzes mit einem gestielten **Tupfer** das kleine Becken oder den subphrenischen Raum rechts auf abgesacktes Exsudat zu untersuchen, da dieses, wenn es nicht entfernt wird, einen Abszeß bilden kann.

Meckelsches Divertikel.

Nur in seltenen Fällen von großen Exsudatmengen (wie bei alter Pneumokokken-Peritonitis) haben wir auch in der linken Unterbauchgegend eine kleine Inzision gemacht und von dort in gleicher Weise wie rechts das kleine Becken und das linke Subphrenium mit je 1 bis 2 Gummiröhren drainiert. In diesen Fällen haben wir auch die Bauchhöhle von rechts und links mit mehreren Litern physiologischer Kochsalzlösung durchgespült.

Zur Bauchhöhlendrainage haben wir immer möglichst dünnwandige Gummiröhren von Bleistiftdicke verwendet, welche nach einigen Tagen durch Anziehen gelockert wurden, bis zur Heilung liegenblieben und je nach der abgeflossenen Eitermenge und ihrer Ausstoßung bei den Verbandwechseln gekürzt wurden. Die Sekretaufsaugung kann durch feuchte Verbände mit $3^0/_0$ Borwasser über den Drainagen begünstigt werden.

In jedem Falle von chronischen Bauchbeschwerden, die auf chronische Appendicitis verdächtig sind, ist bei unzureichendem Befund am Wurmfortsatze das untere Ileum bis 80 cm von der *Bauhin*schen Klappe an auf Bestehen eines *Meckelschen Divertikels* abzusuchen und bei Mädchen das *innere Genitale* zu kontrollieren. Wir haben bei Mädchen wiederholt Ovarialzysten (auch geplatzte) als Ursache der „appendicitischen" Beschwerden gefunden. Manchmal findet man noch Blut von der Menstruation oder einer geplatzten Corpus-luteum-Zyste in der freien Bauchhöhle.

Das *Peritonitis-Serum* haben wir nur zweimal bei diffuser eitriger Peritonitis ohne Erfolg verwendet und das Hauptgewicht auf *erhöhte Rückenlage* (Sitzen), *Wärmezufuhr* (Thermophor auf den Bauch, Heißluft) und *Stützung des Herzens* (Kampherdepot von 2 bis 5 cc $10^0/_0$ Kampferöls, je nach dem Alter, Digipurat, Coffein, Strychnin), sowie *Flüssigkeitszufuhr* (Tropfeinlauf, kleine Kochsalzklysmen, 100 cc physiol. Kochsalzlösung 1- bis 2stündlich, subcutane Kochsalz-Infusion 500 bis 700 cc) gelegt und auf diese Weise jahrelang auch schwerste Fälle durchgebracht.

Resektion des Meckelschen Dünndarm-Divertikels.

Die Abtragung des Dünndarm-Divertikels geschieht ähnlich wie die des Wurmfortsatzes, doch besteht bei ersterem die Gefahr, bei der Abtrennung knapp an der Darmwand durch die Einstülpung des Stumpfes und Übernähung eine gefährliche Verengerung des Darmlumens herbeizuführen, was bei der Weite des Abganges und seiner Nähe am Gekröseansatz leicht möglich ist. Wir halten uns daher wenigstens einen Zentimeter breit von der Darmwand, legen vor der Abbindung eine Quetschfurche mit einer Klemme an, wodurch der Stumpf bedeutend verdünnt wird, so daß bei der Einstülpung die Schnürnaht nur wenig Darmwand beansprucht und legen darüber eine Reihe von Serosanähten in der Richtung an, daß eine quere Darmwandfalte entsteht. Kurze Divertikel kann man aus aseptischen Gründen ohne Abtragung nach der Quetschung einstülpen und doppelt übernähen, worauf sie sich abstoßen. Eine Invagination haben wir darnach nie erlebt, wenn auch nicht selten bei einer Invagination an der Spitze des Invaginatum ein eingestülptes Divertikel gefunden wurde.

Behandlung der subakuten eiterigen Appendicitis.

Wenn der akute Anfall nicht zu einer freien Peritonitis geführt hat, so ist bei der eiterigen Appendicitis Abkapselung eingetreten. Wir finden einen entzündlichen Tumor oder Abszeß. Der Tumor besteht aus entzündetem Netz, das sich um den Wurmfortsatz herumgelegt hat und einen eventuellen Eiterherd gegen die freie Bauchhöhle abschließt. Bei der Abkapselung größerer Abszesse sind in der Regel auch Dünndarmschlingen mit ihm verlötet. Er kann je nach seiner Lage als iliacaler, subphrenischer, lumbaler oder Douglasabszeß in Erscheinung treten, er kann sich medial zur Gekrösewurzel hin ausbreiten oder vor dem Promotorium liegen. Nicht selten bestehen gleichzeitig mehrere solche Abszesse. Ein wichtiges Symptom des *Douglasabszesses*, der auch spontan in den Mastdarm durchbrechen kann, ist der *periodische Abgang von glasigem Schleim per anum* (infolge entzündlichen Oedems der Mastdarmschleimhaut).

Dauert die Krankheit schon eine Woche oder länger, hat der Abszeß schon eine gewisse Größe erreicht, so ist anzunehmen, daß der Wurmfortsatz entweder mit der Abszeßwand verlötet, in Schwielen eingebettet oder schon ganz zerstört ist. Das Auffinden eines solchen Wurms bereitet meist große Schwierigkeiten, und nur wenn es gelingt, seinen noch gut erhaltenen Abgang am Coecum zu finden, läßt er sich dann weiter entwickeln. Jedes Herumbohren mit dem Finger oder Instrumenten am Coecum oder in der Abszeßwand kann gefährlich werden, zu einer Er-

Fehldiagnosen bei „Appendicitis".

öffnung der freien Bauchhöhle oder einer Kotfistel führen, ganz abgesehen, daß ein langes Suchen die Narkose verlängert, was für ein schwaches, oft schon septisches Kind verhängnisvoll ist. Wir verzichten lieber rechtzeitig auf die Appendektomie und begnügen uns mit der Öffnung des Abszesses, legen ein oder mehrere Gummidrains ein, worauf gewöhnlich Entfieberung erfolgt und verschieben die Radikaloperation auf später. Sie kann 2 bis 3 Monate nach Heilung des Abszesses vorgenommen werden.

Man darf sich die Appendektomie im sogenannten kalten Stadium nicht zu leicht vorstellen. Gewöhnlich bestehen beträchtliche Verwachsungen zwischen dem Dünndarm, Netz und Coecum und man lasse sich nicht verleiten, schon wenige Wochen nach der Abszeßheilung den Wurm zu suchen. Man wird sonst auf Eiterreste kommen und läuft Gefahr, eine Peritonitis oder eine peritoneale Reizung mit Darmlähmung zu erzeugen, zumindest die Bauchwunde zu infizieren.

Größere Abszesse werden an der der Haut nächsten Stelle angegangen, Douglasabszesse vom Mastdarm her nach Probepunktion eröffnet und drainiert.

Überraschungen bei der Operation einer vermeintlichen „akuten Appendicitis".

Der erfahrene Chirurg wird selten überrascht sein, wenn er bei der Operation einer vermeintlichen „Appendicitis" etwas anderes Operatives findet. Schließlich ist es ja nur ein bestimmter Symptomenkomplex, welcher uns die Indikation zur Operation liefert und durch vielerlei Erkrankungen hervorgerufen werden kann. Im Frühstadium der Appendicitis glauben wir diese meist sicher diagnostizieren zu können, im vorgeschrittenen finden wir die Zeichen der akuten lokalen oder diffusen Peritonitis, deren häufigster Ausgangspunkt im Kindesalter eben der Wurmfortsatz ist. Und den wollen wir rechtzeitig entfernen, um allen möglichen schweren Folgen vorzubeugen.

Man muß die Anamnese genau aufnehmen, was bei Kindern unter 6 bis 10 Jahren oft auf Schwierigkeiten stößt, bei jüngeren oft ganz unmöglich ist. Man muß genau untersuchen, auch rectal, doch ist eine verläßliche Schmerzangabe namentlich bei ängstlichen, verwöhnten oder schlecht erzogenen Kindern meist schwer zu erhalten und erfordert große Geduld, Diplomatie und Erfahrung.

Das objektive Zeichen eines Temperaturunterschiedes von mehr als einen halben Grad zwischen der axillaren und rectalen Messung spricht ja im allgemeinen für eine ernstere Erkrankung, hat uns aber selbst bei gangränöser Appendicitis mehrmals versagt, wo wir uns glücklicherweise mehr auf unser klinisches Gefühl verließen und doch operierten. Umgekehrt, haben wir höhere Temperaturunterschiede (bis $1^1/_2{}^0$) bei belanglosen Erkrankungen und normalem Wurmfortsatze erhoben.

Die Hauptsache ist ja immer, daß die Indikation zur Operation gerechtfertigt war und dem Kinde durch den Eingriff kein Schaden entstand.

Vorwegnehmen möchte ich gleich die Überraschung, daß man bei einem Kinde mit einer rechtsseitigen Herniotomienarbe nach vergeblichen Suchen nach dem Wurmfortsatze nur mehr die Seidennähte am Coecum findet; dieser war schon *gelegentlich der Leistenbruchoperation* entfernt worden. Auch *bei Nabelbruchoperationen* soll der Wurm von manchem Chirurgen bei Kindern vom Bruchschnitt aus entfernt worden sein.

Zur Vermeidung von Irrtümern soll jeder Mensch wissen, ob er seinen „Blinddarm" noch hat. Umgekehrt ist der Glaube, daß seine Appendix gelegentlich einer rechtsseitigen Leistenbruchoperation entfernt worden ist, einem bekannten Chirurgen selbst schwer verhängnisvoll geworden.

Wir können zweierlei Arten von Überraschung bei der Operation unterscheiden. Entweder finden wir einen anscheinend normalen Wurmfortsatz und eine ganz andere, aber auch operativ zu behandelnde Erkrankung. Dann war der Schaden nicht groß, höchstens für den Diagnostiker, für den Kranken gar nicht. Oder es besteht überhaupt nur eine interne Erkrankung; die Operation war somit überflüssig, wenn nicht schädlich.

Übrigens kann der *äußerlich normale* Wurmfortsatz immerhin noch *Oxyuren* oder *Stuhl* enthalten, was die klinischen Erscheinungen erklären kann. Dies gilt insbesondere für die Colica appendicularis und die sogenannte chronische Appendicitis.

Wir finden zwar einen normalen Wurmfortsatz, aber die *Gekröse-Lymphdrüsen* im Ileo-Coecalwinkel stark *akut entzündlich* geschwollen und gerötet, ein Bild, das klinisch einer akuten

Appendicitis zum Verwechseln ähnlich sieht und mit hohem Fieber einhergeht.

In jedem Falle vom normalen Wurmfortsatze ist unbedingt nach einem *Meckelschen Dünndarm-Divertikel* zu suchen, indem wir am Ileum bis 80 cm oberhalb der Ileo-Coecalklappe nachsehen. Man überlege auch, daß ein *entzündetes* Divertikel ebenso wie die entzündete Appendix ein peritoneales Exsudat hervorruft, beim Fehlen eines Exsudates ein Entzündungsprozeß innerhalb des Peritoneums im Operationsbereiche also unwahrscheinlich ist. Jedoch kann der Entzündungsherd retroperitoneal in den iliacalen Lymphdrüsen sitzen und dort einen Abszeß erzeugen, der retroperitoneal von außen zu öffnen ist.

Bei Mädchen sind jedenfalls das innere Genitale, insbesondere die *Ovarien* abzutasten. Man wird öfter als man glaubt schon bei 10- bis 14jährigen Kindern eine Ovarialzyste, eventuell mit Ruptur oder Stieldrehung als Ursache des klinischen Bildes entdecken.

Ist der Befund auch hier ein negativer und keine *Invagination* oder *Strangulation* nachzuweisen, so wird vielleicht eine Darmerkrankung, eine *Enteritis,* bestehen, die sich durch reichlichen flüssigen Inhalt im Ileum erweist, wobei nicht selten auch die freie Peritoneal-Flüssigkeit vermehrt ist. Oder es finden sich Mengen von *Weintraubenbälgen, Kirschkernen* oder *Askariden* im Darm.

Umschriebene ovale, längsgestellte rote Flecken von Pfennig- bis Markstückgröße an der Serosa des unteren Ileum gegenüber dem Gekröseansatz bei gleichzeitiger akuter Schwellung der mesenterialen Lymphdrüsen deuten einen *Typhus abdominalis* an. Die Flecke entsprechen den geschwollenen *Peyer*schen Plaques, während die *tuberkulösen* Darmgeschwüre quergestellt zur Darmachse, gürtelförmig sind.

Fließt reichlich klare Flüssigkeit ab und ist das Peritoneum parietale und viscerale übersät mit stecknadelkopfgroßen graurötlichen Knötchen, so ist eine *Bauchfelltuberkulose* offenbar und der Eingriff von günstigen Folgen.

Ein *Darmtumor,* eine kleinere *Mesenterialzyste,* eine schlaffe *Hydronephrose* kann sich der Diagnose bei der äußeren Untersuchung entziehen.

Findet man wohl eine Peritonitis, ist der Wurmfortsatz, dessen Serosa auch gerötet ist, der sonst aber nicht weiter pathologisch verändert ist, anscheinend nicht die Ursache der Bauchfellentzündung; ist das Exsudat geruchlos und stark fibrinös eitrig, so ist eine *Pneumokokken-Peritonitis* anzunehmen. Ist das Exsudat schleimig und fehlen starke Fibrinbeläge, so sind *Streptokokken* als Erreger wahrscheinlich. Das Exsudat ist in jedem Falle bakteriologisch zu untersuchen, da das Ergebnis therapeutisch (Eubasin, Prontosil) und prognostisch wichtig ist.

Coli-Geruch, eventuell auch *ausströmendes Gas* bei Eröffnung der Bauchhöhle lassen auf eine *Darmperforation* oder *Durchwanderung* von Darmbakterien schließen. Es kommen ein *Meckel*sches Dünndarm-Divertikel, Durchbruch eines typhösen oder tuberkulösen Geschwüres im Ileum oder eine Fremdkörperperforation in Betracht. Danach ist jedenfalls zu suchen. Auch eine *Magengeschwürperforation* im Kindesalter ist schon beobachtet worden. Stark gallige Färbung des geruchlosen Exsudates und freie Luft in der Bauchhöhle würden darauf hindeuten. Gallig ist auch die Farbe des Exsudates bei Perforation der Gallenblase oder des Duodenums (Fremdkörper).

Ganz selten kann es im Kindesalter schon zu eiteriger *Cholecystitis* kommen. Selten kommt es nach *Vereiterung mesenterialer Lymphdrüsen* zu Peritonitis.

Bei *Fehlen* aller nachweisbaren Ursachen in der Bauchhöhle für das Bild der akuten Appendicitis, ist besonders bei hohem Fieber eine zentrale oder basale rechtsseitige *Pneumonie* wahrscheinlich, welche vor der Operation vielleicht durch Röntgendurchleuchtung nachzuweisen gewesen wäre. Das gleiche gilt von einer *Nierenkolik* rechts durch eingeklemmten Ureterstein, ein bei Kindern sehr seltenes Ereignis. Ergab auch diese Untersuchung kein positives Resultat, so haben wir an eine sogenannte *Bauch-* oder *Darmgrippe* gedacht.

Eine Überraschung bei der Operation einer vermeintlichen akuten Appendicitis bot mir ein vor kurzem operierter 5jähriger Knabe, welcher aus einem Kinderheim wegen Bauchschmerzen gebracht worden war, seit tags vorher krank war, schlecht aussah (ohne auffallende Blässe) und das Bild einer akuten Beckenappendicitis zeigte. Er war am Abend vorher in das Krankenhaus eingeliefert worden, wo sein Zustand nicht beunruhigend gefunden wurde, so daß ich ihn erst am nächsten Morgen zu Gesicht bekam und gleich operierte. Bei Eröffnung der Bauchhöhle durch den typischen Wechselschnitt entleerte sich reichlich *dunkles flüssiges Blut,* das sich großenteils im kleinen Becken gesammelt hatte, aber auch von der Mitte und Oberbauchgegend herkam. Da nach einem Trauma nicht gefragt worden war, im Operationsgebiet alles normal war, wurde an eine Spontan-Ruptur der Milz gedacht und sofort im Oberbauch median laparotomiert. Auch hier quoll reichlich Blut hervor, doch zeigte sich die Milz unverletzt. Die Revision der Leber brachte endlich an der Vorderseite des rechten Leberlappens einen ca. 8 cm langen dreistrahligen oberflächlichen Riß, der bis in das Gallenblasenbett reichte, zutage. Da bei dem Versuche, den Riß zu nähen, die Catgutnähte in dem weichen kindlichen Leberparenchym durchschnitten, wurde ein Vioformstreifen in mehrfacher Lage auf den Riß gelegt und in der Oberbauchwunde herausgeleitet.

Das Blut war aus der Bauchhöhle größtenteils mit dem Sauger entfernt worden; der unveränderte Wurmfortsatz wurde belassen, um die Möglichkeit einer Infektion des Blutergusses auszuschalten. Die Bauchwunden wurden im übrigen geschlossen. Nach dem Verbande wurde ein Sandsack auf die Lebergegend gelegt und 12 Stunden belassen. Vom 8. Tage an wurde der Streifen gelockert und nach zweimaliger Kürzung entfernt. Die Ende der ersten Woche aufgetretene leichte Temperatursteigerung (bis 38°) verschwand nach Entfernung des Streifens, hinter dem sich einiges altes Blut entleert hatte. Zu einer Nachblutung war es nicht gekommen, die Darmfunktion war normal, keine peritoneale Reizung, die Operationswunden p. prim. geheilt.

Nach der Operation genau befragt — wir vermuteten einen Boxstoß als Ursache — gestand der Knabe, daß er tags zuvor unbeachtet zu Hause von einem Tische auf die Ecke eines eisernen Bettes gefallen sei, gleich Bauchschmerzen verspürt habe, die aber erst im Laufe des Nachmittages sich gesteigert hatten, er sei noch zu Fuß in das Kinderheim gegangen, von wo er abends mit der Vermutungsdiagnose „akute Blinddarmentzündung" zu uns gebracht wurde.

b) Mechanischer Natur.

Angeborene Atresie des Oesophagus.

Ein vor kurzem von einer Gebärabteilung uns zugewiesener Fall gab uns Gelegenheit, dieses seltene klinische Bild zu beobachten.

Das 5 Tage alte schon abgemagerte Kind trank gierig aus der Flasche, erbrach noch während des Trinkens die getrunkene Milch, wobei es stark cyanotisch wurde.

Der aus dem Entbindungsspital mitgeteilte Röntgenbefund lautete:
„Sämtliche Lungenfelder sind frei, lufthältig, das Zwerchfell beiderseits aktiv frei beweglich. Kein abnorm großer Thymusschatten. Normal großer Herzschatten. Die Trachea liegt im Halsbereich auffallend weit ventral. Bei der Untersuchung im Sitzen stellt sich im Weichteilbereich des Halses ein breites Flüssigkeitsniveau mit einer erbsengroßen Gasblase ein. Beim Schlucken von Milch und Baryum füllt sich vom Oesophagus aus ein großer Divertikelsack, der zwischen Oesophagus und Trachea liegt und die Trachea bogig nach vorne verdrängt. Das Divertikel reicht vom unteren Halsdrittel bis intrathorakal in die Höhe der Herzkrone. Der gesamte verschluckte Kontrast fließt in das Divertikel. Ob eine Atresie oder Durchgängigkeit des thorakalen Oesophagus besteht, läßt sich nicht feststellen". (Prim. Dr. H.)

In der Annahme einer Undurchgängigkeit des Oesophagus wurde in Novocain-Anästhesie mit Luminal-Unterstützung im Oberbauch median laparotomiert, um zur Ernährung des sonst dem Hungertode preisgegebenen Kindes eine Magenfistel anzulegen, da ein in die Speiseröhre eingeführter Nelatonkatheter auch auf ein Hindernis gestoßen und nicht in den Magen gelangt war. Da erfahrungsgemäß bei der Oesophagus-Atresie der untere Teil der Speiseröhre meist mit der Luftröhre kommuniziert und die Gefahr besteht, daß bei Füllung des Magens Mageninhalt durch die Cardia und eine Speiseröhren-Luftröhren-Fistel in die Bronchien eindringt, wurde versucht, einen Verschluß der Cardia herbeizuführen. Nachdem ein aus der vorderen Rectusscheide entnommener breiter Fascienstreifen nach Herumschlingen um die Cardia beim Zusammenziehen gerissen war, wurde die Cardia mit einem dicken Catgutfaden abgeschnürt und dann über einem Nelatonkatheter ein Schrägkanal nach *Witzel* auf den Magen genäht, die Katheterspitze durch den Magen in das Duodenum geleitet und die Operation in typischer Weise beendet.

Obwohl die Ernährung durch den Schlauch klaglos funktionierte, hat das Kind den Eingriff nur 20 Stunden überlebt. Bei der Obduktion fand sich die obere Speiseröhrenhälfte stark erweitert und am unteren blinden Ende in einen fibrösen Faden auslaufend. Von der Cardia aus konnte die Speiseröhre bis in die Höhe der Bifurkation verfolgt werden. Dort bestand an der Vorderwand eine fast bleistiftdicke Öffnung, welche in die Luftröhre führte. Das Operationsgebiet war reaktionslos.

Ileus. Angeborene Pylorusstenose.

Die häufigsten Ursachen des Darmverschlusses im Kindesalter sind, wenn wir von der incarcerierten Hernie absehen, beim Säugling: die angeborene Stenose oder Atresie im Darmtrakte oder die Invagination, beim Kleinkinde: die Invagination, beim größeren die Darmstrangulation, der Volvulus, die Invagination, der Askariden-Ileus oder ein Darmtumor.

Die *angeborenen Stenosen* oder *Atresien* betreffen am häufigsten das *Rectum*, bzw. den After, seltener das *Duodenum*, den *Dünn-* oder *Dickdarm* oberhalb des Mastdarmes, oder den Oesophagus.

Obwohl es behördliche Vorschrift ist, daß die Hebamme (und wohl auch der bei der Geburt anwesende Arzt) sich von dem Vorhandensein aller Leibesöffnungen beim Neugeborenen zu überzeugen hat, erlebte ich es wiederholt, daß selbst in der Großstadt Neugeborene erst am 2. oder 3. Tage nach der Geburt mit prall gespanntem Abdomen infolge vollständigen Afterverschlusses schon ganz cyanotisch zur Operation gebracht wurden. Trotzdem gelang es immer durch den sofortigen Eingriff die Kinder am Leben zu erhalten.

Weniger günstig steht es bei *angeborenem Verschluß des Dünndarmes,* einem Zustand, der früher immer durch Entkräftung tödlich endete, und bei dem erst die Anwendung der Röntgenuntersuchung eine frühzeitige Diagnose ermöglichte. Die klinischen Anzeichen des hohen Dünndarmverschlusses (angeborene Duodenalstenose oder -atresie sowie hohe Dünndarmatresie) sind neben Stuhl- und Windverhaltung *wiederholtes Erbrechen* bei *nicht aufgetriebenem* Bauche, im Gegensatze zum Verschlusse im unteren Ileum oder Colon, wobei durch Dünndarmblähung bald ein starker Meteorismus entsteht.

In dieses Kapitel gehört auch die *angeborene Pylorusstenose,* wohl zu unterscheiden vom Pylorospasmus. Während der Pförtnerkrampf in der Regel durch diätetisch-medikamentöse Maßnahmen zu heilen ist, und seine Behandlung in erster Linie dem internen Kinderarzte zufällt, soll die angeborene Pylorusstenose stets baldigst dem Chirurgen zum Eingriff überwiesen werden, da die Verengung hier eine ständige, durch einen muskulären Tumor (Hypertrophie der Pylorusmuskulatur) bedingte ist, die medikamentös nicht zu beeinflussen ist. Die hypertrophische Stenose ist in der Regel durch einen haselnuß- bis kirschengroßen, kugeligen, derben, glatten Tumor in der Pylorusgegend schon durch die Bauchdecken palpatorisch nachzuweisen. Die übrigen Symptome sind ganz ähnlich denen des Pylorospasmus: gußweises Erbrechen im Bogen auf größere Entfernung bald nach der Mahlzeit, sichtbare Magenperistaltik und rasche Abmagerung. Die Stenose ist auch vor dem Röntgenschirm nach Baryumzufuhr gut sichtbar und verschwindet nicht wie beim bloßen Krampf auf Papaverin.

Wenn in einem Falle von sogenanntem Pylorospasmus auf interne Behandlung nicht in kurzer Zeit eine Besserung mit Gewichtszunahme sich einstellt, ist die *Operation nach Weber-Rammstedt* (Myotomie des Pylorus) indiziert, da sie einen kurzdauernden Eingriff darstellt und selbst von stark herabgekommenen Kindern meist noch gut vertragen wird.

Nach Laparotomie durch den rechten Rectus im Oberbauch wird der ca. kirschengroße Pylorustumor mit Daumen und Zeigefinger der linken Hand fixiert, die Serosa, Längs- und Ringmuskulatur ca. 2 cm lang bis zur Submucosa eingeschnitten und mit einer anatomischen Pinzette die Ringmuskulatur auseinandergedrängt, bis der Schnitt ordentlich klafft. Blutung ist meist keine. Man hüte sich beim Schneiden das Duodenum zu eröffnen! Der Pylorus wird wieder versenkt. Bauchnaht in 2 bis 3 Schichten.

Der sogenannte Pylorospasmus war dann meist kein Krampfzustand, sondern eine durch muskuläre Hypertrophie bedingte organische Stenose, bei der jede interne Behandlung erfolglos bleiben mußte. Der *rasche Verfall* trotz fachmännischer Behandlung drängt also zur schleunigen Operation.

Bezüglich der Invagination und Darmstrangulation verweise ich auf die betreffenden Kapitel.

Invagination.

Das Bild der Darmeinschiebung wird beherrscht von dem Symptom des Abganges *blutigen Schleimes,* von *zeitweiligem Aufschreien* als Ausdruck schmerzhafter Darmkoliken, die sich alle paar Minuten wiederholen und dem Vorhandensein eines wurstförmigen, mäßig derben, seine Konsistenz wechselnden, beweglichen *Tumors,* der meist im Oberbauch quer gelagert ist. Gewöhnlich treten hinzu noch sichtbare *Darmperistaltik* und

Invagination. 69

Erbrechen, doch kann letzteres fehlen und die Peristaltik bei vorgeschrittener Darmblähung oder dicken Bauchdecken nicht sichtbar sein.

Am ersten Tage nach dem Einsetzen der Invagination ist der Bauch im Intervall zwischen den Koliken weich und wird erst am 2. oder 3. Tage gebläht. Dadurch unterscheidet man im Anfangsstadium diese Erkrankung von der akuten Appendicitis, für welche die ständige lokale Bauchdeckenspannung über dem Entzündungsherd charakteristisch ist.

Die *Temperatur* ist entweder normal oder ganz wenig erhöht. Der *Allgemeineindruck* ist in der Regel der eines Schwerkranken: Ernst und Blässe im Gesicht. Auf keinen Fall unterlasse man die *rectale Untersuchung* (beim Säugling mit dem kleinen Finger), wobei es manchmal gelingt, die Spitze des Invaginatum, die sich wie eine Uterus-Portio anfühlt zu tasten, was selbst bei Fehlen des Tumornachweises bei der äußeren Palpation für Invagination beweisend ist. Meist folgt dem untersuchenden Finger beim Herausziehen aus dem After blutiger Schleim, was die Diagnose unterstützt. Kommt nur gelber blutfreier Stuhl nach, so ist eine Invagination höchst unwahrscheinlich.

In vorgeschrittenen Fällen tritt das Invaginatum manchmal durch den After nach außen und kann bei oberflächlicher Betrachtung für einen *Mastdarmvorfall* gehalten werden. Von diesem unterscheidet es sich schon durch die schwarz-rote Farbe und derbe Konsistenz. Die Schleimhaut geht hier am After nicht in die äußere Haut über, sondern der tastende Finger dringt zwischen dem scheinbaren „Vorfall" und Afterring in den Darm ein. Der echte Mastdarmvorfall ist wenigstens in frischem Zustande mehr hellrot und fühlt sich weich an.

Der Nachweis des *Invaginations-Tumors,* ohne den die Diagnose unsicher ist, gelingt namentlich bei einem schreienden Kinde und stark geblähten Bauch nicht immer leicht; es empfiehlt sich dann, die Bauchdecken durch einen kurzen *Äther-* oder *Chloräthylrausch* zu entspannen und *bimanuell* durch die Bauchdecken und den Mastdarm zu untersuchen.

Daß der rectale Blutabgang, Meteorismus und Erbrechen ohne sicheren Tumornachweis bei einem Säugling nicht genügten, eine Invagination anzunehmen, sah ich bei einem jungen, sehr dekrepiden Säugling, wo die Probelaparotomie eine frische Peritonitis infolge eines Dünndarm-Volvulus ergab.

Um den Verdacht auf Invagination zu entkräften, wenn bei Blutabgang und Erbrechen angeblich kein Fieber besteht, muß man den Invaginationstumor ausschließen können. Gelingt dann noch der Nachweis von höherem Fieber durch rectale Messung während das Thermometer in der Achselhöhle oder Schenkelbeuge nur 37,0° oder 37,5° zeigte, und geht nach der rectalen Untersuchung dünner hellgelber Stuhl mit reichlichen Gasen ab, so kann man ruhig eine Enteritis als Ursache der verdächtigen Symptome annehmen. Meist läßt sich dann auch die Ursache in Form eines Diätfehlers, einer Erkältung usw. erheben.

Die *Unterscheidung* gegenüber der *akuten Appendicitis* ist meist wenig schwierig. Schon der *Blutabgang* gehört nicht zum Bilde dieser Erkrankung. Außerdem ist sie *im 1. und 2. Lebensjahre* äußerst selten, die Invagination hingegen viel häufiger. Schließlich geht die akute, in diesem Alter fast immer eiterige Appendicitis regelmäßig mit *höherem Fieber* einher.

In zweifelhaften Fällen kann die *Röntgenuntersuchung* durch *Kontrasteinlauf* aufklärend wirken, wenn der Einlaufschatten im Dickdarm einen Stop mit konkavem Abschluß (entsprechend dem Invaginatum) zeigt.

Es ist möglich, daß eine *frische* Invagination insbesondere nach einem Einlauf sich löst, was wir selbst erlebt haben. Obwohl in diesem Falle die klinischen Erscheinungen: Tumor, Peristaltik, Blutabgang einwandfrei vorhanden waren, fand sich bei der Laparotomie die Invagination des unteren Ileum gelöst und nur eine kurze Darmpartie noch dunkelrot verfärbt.

Die zum Zwecke der Desinvagination vorgeschlagene *rectale Lufteinblasung* haben wir nie versucht; sie dürfte auch nur in ganz frischen Fällen Erfolg haben. Wir halten das Verfahren für nicht ungefährlich, da bei der Lösung einer länger bestehenden Invagination sehr leicht Serosa-Risse und auch tiefere Schädigungen der Darmwand auftreten können. Außerdem könnte eine *retrograde* Invagination — wir konnten eine solche zwar nie beobachten — durch die Einblasung noch verstärkt werden.

Beim Vorhandensein der drei Hauptsymptome ist die Laparotomie dringend indiziert. In Narkose, bei sehr schlechtem Allgemeinzustande in Lokalanästhesie, wird die Bauchhöhle mit einem nicht zu kurzen Längsschnitt durch den rechten Rectus abdominis oder in der Mittellinie eröffnet und der Invaginationstumor vor die Bauchdecken gelagert. Die *Desinvagination* nimmt man in der Weise vor, daß vom abführenden Darmabschnitt her (meist Colon transversum oder descendens) das Invaginatum oralwärts herausgepreßt wird. Man hüte sich vor einem energischen Zug am Invaginatum! Nicht selten ist die Invagination eine doppelte, und es gelingt, zuerst das invaginierte Ileum als einen Tumor aus dem Colon zu pressen, worauf sich ein ähnlicher Vorgang meist etwas schwieriger am Ileum selbst abspielt. Die Spitze des Invaginatum ist meist oedematös und haemorrhagisch infarciert; durch aufgelegte heiße Kochsalzkompressen und leichtes Massieren gelingt es, die Schwellung allmählich auszugleichen. Mitunter wird die Spitze des Invaginatum von einem eingestülpten *Meckelschen Divertikel* gebildet, das exzidiert wird. Histologisch findet man darin nicht selten Magenschleimhaut oder Pankreas-Gewebe. Auch ein *Darmpolyp* kann an der Spitze der Invagination sitzen, doch darf man die immer verdickte Kuppe des Invaginatum nicht für einen Tumor halten.

Geht die Desinvagination nur sehr schwer vonstatten, treten Serosa-Risse auf, ist der eingestülpte Darm schwarzrot verfärbt, nicht mehr spiegelnd, sondern matt, eventuell mit Fibrin bedeckt, zeigt er keine Peristaltik, so schreite man lieber gleich zur *Resektion,* um nicht kostbare Zeit zu verlieren und halte sich nicht mit konservativen Maßnahmen auf.

Nach genügender Abdichtung der freien Bauchhöhle mit Kompressen wird das Gekröse schrittweise unterbunden, der Darm im Gesunden zwischen je 2 Klemmen mit dem Thermokauter oder Messer durchtrennt, die verbleibenden Enden werden mit Seide ligiert, durch Schnürnaht (Tabaksbeutelnaht) eingestülpt und diese nach *Lembert* übernäht. Dann wird zwischen beiden Darmenden eine *laterale,* ca. 3 cm lange *Anastomose* in typischer Weise angelegt, der Gekröseschlitz beiderseits durch einige Nähte geschlossen und die Bauchwunde nach Entfernung der Kompressen vereinigt. Auf eine präventive Ileokolostomie (um einer Rezidive der Invagination vorzubeugen) haben wir nach Lösung einer akuten Darmeinschiebung bei kleinen Kindern immer verzichtet, da wir einen Rückfall nie erlebt haben.

Volvulus.

Die Achsendrehung kann sowohl den Dünn- wie den Dickdarm befallen; von diesem Darmabschnitte das Coecum, wenn ein *Coecum mobile* mit langem freien Gekröse besteht, was im Kindesalter zwar häufiger vorkommt als bei Erwachsenen, aber doch selten zu Darmdrehung führt; oder die *S-Schlinge*, wenn sie — wie beim Megacolon — abnorm lang ist.

Ein Volvulus mit allen schweren Folgen ist im Kindesalter eine sehr seltene Erscheinung, kann aber schon im Säuglingsalter auftreten und bedarf unbedingt des chirurgischen Eingriffes. Leichtere Formen können sich mit oder ohne Nachhilfe lösen. In der Praxis kommen sicher alle möglichen Übergänge von der länger dauernden „Windkolik" bis zur ernsten Darmdrehung vor.

Klinisch ist das Bild charakterisiert durch den plötzlich einsetzenden Bauchschmerz mit rasch folgendem Erbrechen und zunehmender Aufblähung des Bauches je nach dem befallenen Darmabschnitt, der druckschmerzhaft ist und höheren tympanitischen Schall gibt. Der Allgemeineindruck ist: Schmerz und Unruhe. Die Temperatur ist normal oder subnormal, der Puls beschleunigt, klein.

Adhaesions-Ileus und Darmstrangulation.

Die *Darmabschnürung* oder *Darmabknickung* ist in der Regel durch adhaerente Netzstränge oder strangförmig ausgezogene Bindegewebs-Adhaesionen verursacht, welche, vom Netz oder Darm entspringend, sich am Peritoneum parietale, Gekröse, Darm oder anderen Bauchorganen wieder ansetzen. Bei der Darmknickung ist der Darm (fast immer der Dünndarm) an einer Stelle des Bauchfelles adhaerent und kann allmählich zu einem Strange ausgezogen werden, in den das Darmlumen sich spitzwinkelig hinein fortsetzt. Dies ist wichtig zu wissen, weil bei der Durchtrennung eines solchen scheinbar soliden Stranges das Darmlumen eröffnet werden kann, worauf sich der rückgestaute Darminhalt in die Bauchhöhle ergießt. Ein ganz ähnliches Bild kann ein an seiner Spitze angewachsenes und gedehntes *Meckel*sches Dünndarm-Divertikel hervorrufen.

Es können kürzere Darmschlingen, aber auch größere Dünndarmkonvolute durch Stränge abgeschnürt sein. Die Stränge sind, wenn sie nicht von einem angeborenen Dünndarm-Divertikel ausgehen, das Ergebnis einer abgelaufenen lokalen oder diffusen

Peritonitis, welche entweder zur Anwachsung eines Netzzipfels geführt hat oder durch bindegewebige Umwandlung eines fibrinösen Exsudates den Strang erzeugt hat.

Das *Einsetzen* des Darmverschlusses kann schlagartig erfolgen mit rasch sich wiederholenden heftigen Darmkoliken, Erbrechen, Stuhl- und Windverhaltung und sich in 24 Stunden zum vollständigen Verschluß mit baldiger Darmlähmung steigern. Es kommt zur *Darmwandnekrose,* sei es an der *Abschürungsstelle des Darmes* selbst, wo man den Darm wie mit einem Bindfaden zugeschnürt findet, sei es durch *Gekröseabschnürung,* daß der Darm blauschwarz und hochgradig gebläht mit schon matter Oberfläche und Fibrinauflagerungen gefunden wird. Bei nicht rechtzeitigem Eingriffe kommt es zur Perforation der nekrotischen Darmwand an der Schnürfurche oder zur Durchwanderungs-Peritonitis an den ihrer Ernährung beraubten Darmschlingen.

Das plötzliche Einsetzen ist im allgemeinen mehr für die Achsendrehung des Gekröses, den Volvulus, charakteristisch, doch hat das plötzliche Durchschlüpfen einer oder mehrerer Dünndarmschlingen unter dem später sie abschnürenden Strange mechanisch mit der Achsendrehung große Ähnlichkeit. Dem vollständigen Darmverschlusse durch Strangulation gehen glücklicherweise meist schon durch Tage und Wochen *verdächtige Anzeichen* wie Kolikschmerzen mit Erbrechen, umschriebene Gasblähung im Bauche oder Darmsteifung voraus und bei der *Röntgendurchleuchtung* sind (schon ohne Baryumfüllung!) die charakteristischen *Flüssigkeitsniveaus* des rückgestauten Darminhaltes in den geblähten Dünndarmschlingen oralwärts der Stenose zu sehen. Die Baryumfüllung von oben ist bei Ileusverdacht kontraindiziert. Wichtig ist zu wissen, ob vor der Durchleuchtung ein Darmeinlauf gemacht wurde, da die Spülflüssigkeit namentlich im Dickdarm Niveaus vortäuschen kann.

Anzeichen von Darmstenose und Ileus nach Operationen.

Nach *aseptischen* Eingriffen in der Bauchhöhle sind ernste, ileusähnliche Zustände glücklicherweise selten. Leichtere Grade findet man nach mangelhafter Vorbereitung des Kranken, wenn der Darm vor der Operation ungenügend entleert worden ist, und sich im Dickdarm harte knollige Stuhlmassen angesammelt haben. Darmspülungen und frühzeitige Prostigmin- oder Pituitringaben machen den Darm wieder frei. Wesentlich gefährlicher sind

Anlötungen des Darmes an nicht peritonisierten Ligaturstümpfen und Streifen sowie Tamponaden, die wegen unsicherer Übernähung oder Blutstillung eingeführt worden sind. Auch dickwandige Gummidrains können verhängnisvoll werden, wenn sie, namentlich im kleinen Becken, mit ihrem Ende auf eine Dünndarmschlinge drücken, oder wenn sich in das zu große Auge der Gummiröhre Darmwand hineinzwängt, und der Darm hier ähnlich wie bei einer Darmwandhernie festgehalten wird.

Dicke Ligaturstümpfe, für deren Unterbindung wir gewöhnlich Seide verwenden, müssen daher mit Peritoneum möglichst gedeckt werden. Beim Auftreten von Adhaesionsbeschwerden (Darmkoliken, Erbrechen, Meteorismus) müssen Streifen und Gummidrains gelockert oder gekürzt werden. Wir verwenden bei Kindern zur Drainage der Bauchhöhle möglichst dünnwandige Gummirohre und schneiden nur kleine Löcher in die Wand, wobei höchstens ein Drittel des Rohrumfanges wegfällt.

Weniger selten sind Darmpassage-Störungen nach *Eiterungsprozessen* im Bauche, insbesondere im Verlaufe der eiterigen Appendicitis und Peritonitis, wo der fibrinös-eiterige Belag allein schon genügt, Verwachsungen hervorzurufen. Die Diagnose der Adhaesionsstörung zu machen ist nicht schwer; die sich wiederholenden Schmerzanfälle mit Erbrechen, umschriebene Gasblähung, eventuell sichtbare Darmsteifung und der Nachweis von Niveaus im Dünndarm vor dem Röntgenschirm sind zu charakteristisch.

Schwieriger ist der *Zeitpunkt* zu bestimmen, wann man *eingreifen* soll und muß, um nicht zu spät zu kommen. Das Vorgehen ist auch verschieden, ob es sich um einen frisch Operierten, einen länger Operierten, aber mit noch liegender Drainage, oder um einen Kranken mit abgeschlossener Wundheilung handelt.

Früh-Ileus.

Tritt der Ileus schon am 3. oder 4. Tage nach dem Eingriffe auf und genügt das mäßige Vorziehen der Drainagen (um 2 bis 3 cm) — eine vollständige Entfernung verbietet sich wegen der Eiterableitung —, eventuell Seitenlage des Kranken nicht, die Erscheinungen zum Abklingen zu bringen, weist das Erbrochene nicht mehr die gallig-grüne Farbe des Mageninhaltes auf, sondern die ockergelbe des Duodenal- oder Dünndarminhaltes mit seinem faden Geruch, so ist ein Eingriff dringend geboten. Wir ver-

Enterostomie (Ileostomie). Spät-Ileus.

lichten in diesem Stadium auf Peristaltica, um die abklingende Peritonitis nicht neuerlich anzuregen und legen eine möglichst aborale *Dünndarmfistel oberhalb des Hindernisses* an.

Enterostomie (Ileostomie).

In Lokalanästhesie (Allgemeinnarkose ohne vorherige Aushebung des Magens ist wegen Aspirationsgefahr zu vermeiden!) wird in der linken Unterbauchgegend durch den linken Rectus hindurch in 4 bis 6 cm Länge die Bauchhöhle durch einen Längsschnitt eröffnet, eine stark geblähte Dünndarmschlinge vorgezogen, die Luft ausgepreßt und eine Magenklemme (Doyen) angelegt, welche zarter ist als die gewöhnlichen Darmklemmen. Gegenüber dem Gekröseansatze wird mit Seide eine Schnürnaht (Tabaksbeutelnaht) im Umfange eines Pfennigstückes angelegt, im Zentrum des Kreises der Darm mit dem spitzen Thermokauter eröffnet und die Öffnung soweit als nötig mit einer anatomischen Pinzette gedehnt, um den vorstehenden Rand eines zylindrischen Glasdrains, das bis an seinen Rand in einen bleistiftdicken Gummischlauch eingebunden ist, einführen zu können. Nach Zuziehen der Schnürnaht wird die Darmklemme abgenommen und der Darm mit einigen Knopfnähten an das Peritoneum parietale fixiert. Die Laparotomiewunde wird durch Nähte etwas verkleinert, der Wundkanal mit einem Gazestreifchen drainiert und der Schlauch mit einer Seidennaht an der äußeren Haut befestigt. Es entleeren sich sofort reichlich Gase und flüssiger Stuhl durch den Schlauch, und der vorher stark geblähte Bauch sinkt zusammen, das Erbrechen hört auf. Meist gewinnt der überdehnte Darm nach dieser Entlastung wieder die peristaltische Kraft, das meist relative Hindernis zu überwinden, und einige Tage später gehen wieder Stuhl und Winde auf natürlichem Wege ab. Ist dies der Fall, so kann am 8. oder 9. Tage nach der Enterostomie der Schlauch entfernt werden. Die dann noch 1 bis 2 Wochen bestehende Darmfistel schließt sich von selbst, was durch Heftpflasterzug beschleunigt werden kann.

Spät-Ileus.

Treten die darmstenotischen Erscheinungen in Form von Koliken und Erbrechen erst eine Woche (oder später) nach der Operation, aber bei noch liegender Drainage auf und wechseln sie mit Tagen des Wohlbefindens und Wind- und Stuhlabgang, so kann man versuchen die Adhaesionen durch wechselnde Seitenlage oder tägliche mehrstündige Beckenhochlagerung zu beeinflussen mit der Absicht, die meist im kleinen Becken angelöteten Dünndarmschlingen zu lockern. Dabei wird reines Paraffinöl intern (ein Kinder- bis Eßlöffel 1- bis 3mal im Tage) gegeben, Thermophor und Heißluft mehrmals täglich zur Beschleunigung der Resorption des Exsudates, der Darm wird durch Einläufe entleert, die Ernährung flüssig gehalten oder durch Traubenzucker-Tropfklysmen ersetzt. Da kleine Kinder den Tropfeinlauf schlecht halten, geben wir 1- bis 3stündlich ein Klysma von 100 cc Traubenzuckerlösung. Auch wiederholte intramuskuläre Prostigmin- oder Pituitringaben von $1/_2$ bis 1 cc je nach dem Alter des Kindes mit nachfolgendem Glycerin-Mikroklysma können günstig wirken, doch ist es meines Erachtens nicht ratsam, in diesem Stadium die Peristaltik sehr energisch anzuregen, da man damit den noch bestehenden Eiterungsprozeß zum Aufflackern und zur Ausbreitung bringen kann.

Werden die Anfälle allmählich kürzer, und sind sie von anfallsfreien Tagen unterbrochen, so kann man auf eine natürliche Heilung ohne Operation hoffen. Führen aber die angegebenen Maßnahmen nicht zum Ziele oder tritt rasch Ileus auf, so gehen wir (bei der eiterigen Appendicitis oder Peritonitis) in der linken Bauchseite (pararectal oder transrectal) ein und legen zwischen einer möglichst tiefen, noch stark geblähten Ileumschlinge und dem Colon transversum eine laterale Anastomose an, die rasch funktioniert, namentlich, wenn nach der Operation in den Mastdarm ein Darmrohr eingeführt wird. Auf Lösung breit angewachsener Darmschlingen lasse man sich lieber nicht ein, da die Gefahr besteht, den gut abgekapselten Bereich der Eiterung gegen die freie Bauchhöhle zu zu eröffnen, und hier sich voraussichtlich nur wieder neue Anwachsungen bilden würden. Daß in der ersten Woche nach der Ileo-Transversostomie hohe Einläufe streng verboten sind, ist selbstverständlich.

VI. Verletzungen.
a) Allgemeine Untersuchung nach stumpfen Gewalteinwirkungen.

Ein Säugling wird gebracht mit der Angabe, daß er aus der Wiege gefallen sei. Das Kind ist blaß: *Schock*. Es hat erbrochen: *Commotio*. Man findet über einem Scheitelbein eine

Blutbeule, keine Lähmung oder Reizerscheinungen (Krämpfe, Zuckungen). Die Röntgenuntersuchung zeigt eine lange Fissur im Os parietale der einen Seite. Sie kann aber auch fehlen, ebenso wie eine deutliche äußere Schwellung am Schädel. Das Kind war trotz Fissur in den nächsten Stunden schon wieder munter.

Genau sind die *Extremitäten* zu untersuchen, namentlich Oberarm und Oberschenkel. Wenn die Mutter angibt, das Kind schreie auf, wenn sie es an einem Bein anfasse, und es weist der Oberschenkel dieses Beines eine leichte, nach vorn konvexe Krümmung auf im Gegensatz zum anderen Bein, so besteht hoher Verdacht auf Oberschenkelbruch, gewöhnlich in oder nahe der Mitte des Schaftes.

Die Behandlung besteht in Anlegung eines Heftpflaster-Streckverbandes in vertikaler Suspension. Heilungsdauer bei normalem Knochenwachstum 4 bis 5 Wochen. Bei rhachitischen Kindern ist Zufuhr von Vitamin D, Vigantol, Phosphorlebertran und Kalksalzen (Calcipot D, Calzan, Salossit usw.) zu empfehlen.

Die Elastizität des kindlichen Knochengerüstes ist oft eine ganz wunderbare. Wir bekamen ein 2jähriges Kind eingebracht, das vom 2. Stockwerke auf das Pflaster des Gehsteiges gestürzt war. Es war keinerlei Knochenverletzung nachzuweisen, nur eine mäßige Blutbeule am Rücken, und es konnte nach mehrtägiger Beobachtung gesund in häusliche Pflege entlassen werden.

Bei größeren Kindern sind Verletzungen durch Auto, Straßenbahn, Sturz aus größerer Höhe usw. nicht selten. Die Untersuchung sei hier planvoll und genau, namentlich wenn fremdes Verschulden in Betracht kommt.

Zuerst wird *Aussehen* (Blässe, Cyanose) und *Puls* (Frequenz, Spannung, Regularität) festgestellt, dann die *Art des Unfalles* durch Befragen der Begleitung oder des Verletzten selbst, wobei der Zustand des Bewußtseins (ungetrübt, benommen, bewußtlos, retrograde Amnesia) erhoben wird. Es ist nach *Erbrechen* nach dem Unfall zu forschen.

Ist der Puls verlangsamt, wobei das Alter des Kindes zu berücksichtigen ist, so ist eine Gehirnquetschung *(Commotio)* anzunehmen. Bestärkt wird man in dieser Annahme, wenn eine Bewußtseinstrübung vorhanden war und Erbrechen aufgetreten ist. Doch kann in leichten Fällen die Bewußtlosigkeit sehr kurz gewesen sein und das Erbrechen fehlen.

Besteht eine *auffallende Blässe* im Gesicht, die vor dem Unfalle nicht vorhanden war, so kann sie von einer starken Blutdrucksenkung *(Schock)* oder einer *inneren Blutung* herrühren, was sich bei der weiteren Untersuchung vielleicht nachweisen läßt. Es kommen Blutungen in die Brusthöhle durch Lungenrisse oder Blutergüsse in die Bauchhöhle durch Zerreissung größerer parenchymatöser Organe (Leber, Milz, Niere) in Frage. Meist weisen Hautabschürfungen, Schwellungen und Blutunterlaufungen auf den Hauptort der Gewalteinwirkung hin und lassen den Sitz der Verletzungen schon vermuten.

Der *Schädel* ist genau zu untersuchen, namentlich wenn Gehirnerschütterung nachzuweisen war. *Blutung aus dem Gehörgang* (nicht zu verwechseln mit eingedrungenem Blut bei Wunden in seiner Umgebung) oder *Ausfluß* einer klaren, farblosen Flüssigkeit aus dem Gehörgange *(Liquor cerebro-spinalis)* lassen auf einen Riß im Trommelfell infolge Fraktur des Felsenbeines schließen. Fehlt Blut — oder Liquorausfluß, so kann trotzdem eine Fissur im Felsenbein bestehen, wenn bei der Ohrenuntersuchung (mit Ohrtrichter und Reflektor) eine bläuliche Verfärbung des Trommelfelles *(Haematotympanon)* eine Blutung in die Paukenhöhle anzeigt. Ausspülungen des Gehörganges sind unbedingt zu vermeiden, dieser wird nur mit einem antiseptischen Gazestreifchen locker tamponiert; darüber kommt ein Verband mit steriler Watte.

Blutung aus der *Nase* ist für die Annahme einer Keilbeinverletzung nur zu verwerten, wenn die Nase selbst unverletzt ist.

Ein weiteres Symptom des *Schädelgrundbruches* (Fractura baseos cranii) ist das „*Masken- oder Brillenhaematom*" um beide Augen, welches den subperiostalen Bluterguß in die Orbitae infolge Fissur anzeigt.

Der *schwerere* Schädelgrundbruch geht in der Regel mit mehrstündiger (oft tagelanger) Bewußtlosigkeit einher, doch ist die unmittelbare Prognose im allgemeinen nicht ungünstig — selbst bei mehrtägiger Bewußtlosigkeit —, wenn nicht in den nächsten Tagen höheres Fieber auftritt, das bei Mangel anderer Ursachen auf eine aufsteigende Infektion des Schädelinneren durch das

Kopf- und Bauchquetschungen.

Keilbein (vom Rachen oder Nase her) oder das Mittelohr zurückzuführen ist. Dann ist der Ausgang immer ein letaler.

Bei *Blutbeulen* am Schädeldache taste man genau, ob darunter nicht eine *Impressions-Fraktur* verborgen ist, was nicht immer leicht zu entscheiden ist. Lähmung einer Gliedmaße oder einer Körperseite deutet auf Druck auf die gegenseitige motorische Region entweder durch Knochenimpression oder ein intracranielles Haematom hin. Es kann auch die Gehirnmasse selbst durch das Trauma schwer zerquetscht sein.

Bei allen Schädelverletzungen ist strenge Bettruhe dringend angezeigt. Man vermeide daher in den ersten Tagen, wenn nicht unumgänglich nötig, Transporte in ein Röntgenzimmer, wenn die Röntgenaufnahme nicht im Bette selbst gemacht werden kann.

Eine vorher nicht bestandene *Sattelnase* deutet auf *Bruch der Nasenbeine*, welcher mit einer Infraction der Nasenscheidewand und submukösem Haematom am Septum verbunden ist. Dieses kann vereitern und ist dann vom Naseninneren her zu inzidieren. Die eingedrückten Nasenbeine sind mit geschlossener Kornzange von innen her zu heben und durch eine Gazestreifentamponade in ihrer rückverlagerten Stellung zu erhalten. Eine Unterlassung der Reposition kann zu dauernder Sattelnase mit schwerer kosmetischer Entstellung führen.

Ober- und *Unterkiefer* sind auf Verletzung zu untersuchen. Eine Kontinuitätstrennung am Unterkiefer ist häufig schon an der Unterbrechung der gleichmäßigen Zahnreihe (Stufe) zu erkennen, sowie an der abnormen Beweglichkeit. Als Notverband beim Unterkieferbruch dient eine aus einem breiten Bindestreifen angefertigte Kinnschleuder.

Vom Brustkorb ausgehendes und sich auf den Hals ausbreitendes *Hautemphysem* weist auf Pleuraverletzung (infolge Rippenfraktur) und Lungenrisse hin.

Von großer Wichtigkeit ist die *Untersuchung des Bauches*, namentlich wenn das Trauma auf ihn direkt eingewirkt hat (durch Stoß, Überfahrenwerden usw.).

Ist der Bauch in den ersten Stunden flach und bretthart gespannt, überall druckschmerzhaft, das Gesicht blaß, der Puls klein und beschleunigt, die rectale Temperatur ansteigend, so ist eine schwere subcutane Verletzung (innere Blutung oder Darmruptur) fast sicher und Laparotomie dringend angezeigt.

Erbrechen tritt hiebei häufig auf, kann aber fehlen. Ist die Bauchdeckenspannung weniger stark, sind hingegen Zeichen eines freien Ergusses (Flankendämpfung, bei Lagewechsel verschieblich) vorhanden, so ist eher eine innere Blutung anzunehmen.

Klagt der Verletzte über *heftige Schulterschmerzen*, die den Bauchschmerz überwiegen können, so ist bei linksseitigem Schmerz eine Verletzung der Milz, bei rechtsseitigem eine solche der Leber höchst wahrscheinlich (zu erklären durch Phrenicusreiz vom Zwerchfell her).

Ist der Bauch aufgetrieben, druckschmerzhaft, der Puls klein und frequent, die rectale Temperatur stark erhöht (um 39°), so ist an einer *Peritonitis* kein Zweifel mehr.

Das *Verschwinden der Leberdämpfung* kann auf freies Gas (Magen- oder Darmruptur) in der Bauchhöhle hinweisen, aber auch durch Kantenstellung infolge Darmblähung bedingt sein. Dieses Symptom ist daher nur im Zusammenhang mit dem übrigen Befunde zu verwerten.

In jedem Falle einer stumpfen Bauchverletzung ist der *Harn* anzusehen. Kann er nicht spontan entleert werden, so ist längstens nach einer Stunde zu katheterisieren. Ist der Harn blutig, so kann eine Verletzung der Niere, Harnblase oder unteren Harnwege vorliegen. Hat das Trauma direkt gegen die Lendengegend eingewirkt (durch Stoß, Hufschlag usw.), so ist eine *Nierenquetschung* (Ruptur) anzunehmen. Eine *Harnblasenzerreißung* ist fast immer die Folge einer *Beckenfraktur* und kommt ohne diese nur bei stark gefüllter Blase zustande. Zerreißung der Harnröhre entsteht meist durch direkte Gewalteinwirkung auf den Damm (Rodelverletzung oder Pfählung), wo sich rasch ein subcutanes Haematom bildet.

Trotz Nierenruptur kann der Harn klar, bzw. makroskopisch blutfrei sein, wenn frühzeitig Blutgerinnsel den Ureter der verletzten Seite verstopfen, und nur die unverletzte Niere ihren Harn in die Blase absondert.

b) Harnblasenruptur und tiefe Harnröhrenzerreißung.

Die *Ursache* ist gewöhnlich eine schwere Quetschung der Harnblasengegend oder des Dammes durch Überfahrenwerden. Der Verdacht ist zu äußern bei Beckenbrüchen und nach Weichteilquetschungen, wenn der Kranke nicht Harn lassen kann, der Harn blutig ist und sich in der Unterbauchgegend oder am Damm ein Haematom entwickelt hat.

Bei *intraperitonealer* Blasenruptur entleert sich der Harn in die Bauchhöhle. Die Harnblase wird daher bei Katheterismus leer sein, und es bestehen die Zeichen einer peritonealen Reizung; Bauchdeckenspannung, Druckschmerz in der Unterbauchgegend, eventuell Nachweis von freier Flüssigkeit in der Bauchhöhle. Es ist die dringende Indikation zur Operation gegeben: mediane Laparotomie im Unterbauch. Findet man Harn in der Bauchhöhle, so ist nach Absaugung der Flüssigkeit und Zurückdrängung des Dünndarmes mit Darmkompressen, eventuell in Beckenhochlagerung, der Blasenriß mit Catgut zu nähen, die Blasennaht durch eine Reihe von Seidennähten nach Lembert zu versenken. Ein Verweilkatheter wird durch die Harnröhre eingelegt, von dessen Funktionieren man sich durch vorsichtige Füllung der Harnblase mit kleinen Mengen von Kochsalzlösung überzeugt. Bei nicht infizierter Harnblase wird die Bauchhöhle wieder ganz geschlossen. Der Verweilkatheter bleibt ca. 10 Tage liegen, nach dessen Entfernung muß der Kranke, um eine Überdehnung der gefüllten Blase zu vermeiden, 2stündlich urinieren, dazu auch nachts geweckt werden. Bei normalem Verlaufe kann die Miktionspause von Tag zu Tag verlängert werden.

Bei *extraperitonealer* Blasenruptur oder tiefer Harnröhrenzerreißung, welche durch Harnverhaltung oder Spontanabgang von blutigem Harn bei Freibleiben der Bauchhöhle von Reizerscheinungen, ferner durch Haematom hinter dem horizontalen Schambeinast, in der Fossa iliaca und am Perineum gekennzeichnet ist; wenn der Katheterismus nicht gelingt oder nur wenig blutigen Harn zutage fördert, ist gleichfalls die Anzeige zum Eingriff gegeben. Doch können die Erscheinungen der retroperitonealen Blutung und Harninfiltration (progenitales Oedem) mit Temperaturanstieg erst nach 1 bis 2 Tagen sichtbar werden. In einem solchen Falle ist die Eröffnung der Harnblase durch Sectio alta (unter Schonung des Peritoneum, das von der Blase abgeschoben wird) indiziert. Die Harnblase ist leer, aus dem Cavum praevesicale Retzii quillt Harn und Blut, und wenn es nicht möglich ist, den Riß in der Blasenwand zu sehen oder zu fühlen und zu nähen oder einen Verweilkatheter durch die äußere

Harnröhrenmündung einzuführen, so ist die Operation bei dem schwerdarniederliegenden und ausblutenden Kranken rasch zu beenden, indem man in den praevesicalen Raum rechts und links ein Gummidrain einlegt, daneben mit je einem antiseptischen Gazestreifen tamponiert und in die Harnblase einen *Pezzer*-Katheter steckt, der zur Bauchwunde herausgeleitet wird. Die Blaseninzisionswunde selbst wird um den *Pezzer*-Katheter mit Catgut dicht vernäht, Rectusscheiden und Haut zwischen den Streifen, Drains und Katheter nur locker vernäht. Nach einer Woche beginnt man Streifen und Drains allmählich zu kürzen. Nach einer weiteren Woche sind sie und auch der *Pezzer*-Katheter ganz entfernt, die Wundhöhle granuliert.

Wenn es auch dann nicht gelingt, mit einem Katheter auf üblichem Wege in die Blase zu dringen und ihn als Verweiler liegen zu lassen, um die Schließung der Blasenfistel zu erzielen, haben wir folgendes Verfahren bei einem 7jährigen Chinesen mit tiefer Harnröhrenzerreißung mit Erfolg angewendet.

In Steißrückenlage wurde ein Metallkatheter durch die Urethra bis zum Hindernis am Damme eingeführt und die Katheterspitze durch Urethrotomia externa freigelegt, ein Seidenfaden um die Spitze fest geknotet und der Faden zur äußeren Harnröhrenmündung herausgezogen. Dann gelang es durch Erweiterung der Blasenfistel mit dem Finger in die Harnblase zu dringen und durch den Blasenhals eine Steinsonde retrograd bei der Urethrotomiewunde am Damm herauszuleiten und den dort liegenden Seidenfaden in die Blase, bzw. durch die Sectio-alta-Öffnung herauszuziehen. Mit diesem Leitfaden wurde dann ein Nelatonkatheter von der äußeren Harnröhrenmündung in die Blase gezogen, was ohne Schwierigkeiten vonstatten ging. Die Urethrotomiewunde am Damm wurde mit einer Catgutnaht, die Hautwunde darüber mit einer Seidennaht geschlossen. Nach Prüfung des Funktionierens des Verweilkatheters durch kleine Spülungen wurde die Blasenwunde vernäht, die Bauchwunde verkleinert. Der Verweilkatheter wurde am Praeputium mit einer Seidennaht befestigt. In den nächsten Tagen trat ein progenitales Oedem auf, das mit Borwasserumschlägen behandelt wurde, und der größte Teil des Harnes entleerte sich durch die Bauchwunde. Allmählich stieg die durch den Verweilkatheter entleerte Harnmenge, die Blase wurde zweimal täglich gespült, um die Durchgängigkeit des Katheters zu erhalten, und nach 2 Wochen war die Blasenfistel geschlossen und der Verweilkatheter konnte einige Tage später entfernt werden. Die Dammwunde der Urethrotomie war p. p. geheilt, das Oedem unter Umschlägen ganz geschwunden. Der Knabe konnte wieder den Harn halten und spontan im Strahl urinieren.

c) Verletzungen der Extremitäten.

Untersuchung bei subcutanen Verletzungen der oberen Extremität.
Ein wichtiges Symptom für Knochenverletzung sei gleich vorweggenommen. Es ist der *Druckschmerz an der Frakturstelle.* Ist ein Röhrenknochen an einer Stelle besonders druckschmerzhaft, welche *abseits* von einer direkten Gewalteinwirkung (Kontusion) liegt, so spricht dieses Zeichen in hohem Grade für eine Fraktur (Fissur, Epiphysenlösung) an dieser Stelle. Dies gilt auch für platte Knochen wie Schlüsselbein, Rippen, Brustbein. Dieser Befund ist für die im Kindesalter so häufigen Schlüsselbeinbrüche, die fast immer indirekte sind, charakteristisch.

Bei jeder Verletzung suche man zuerst den *Verletzungsmechanismus* zu erheben, bei kleinen Kindern durch Befragen der Eltern oder Begleitpersonen, bei größeren durch eindringliche und präzise Fragestellung. Man begnüge sich nicht mit der bloßen Angabe: gefallen, gestürzt usw., sondern es spielen viele Nebenumstände wie die Höhe des Sturzes, der Untergrund beim Auffallen (Rasen, Holz- oder Steinboden usw.), ob der Sturz beim Gehen, beim Laufen, nach vorne, hinten oder seitlich erfolgt ist, eine oft wichtige Rolle für die zu stellende Diagnose.

Ist das *Trauma* ein *sehr geringfügiges* gewesen, genügte z. B. schon der bloße Muskelzug beim Aufziehen am Reck, beim Anhalten an einem Stiegengeländer, so ist eine abnorme Knochenbrüchigkeit im allgemeinen *(Osteopsathyrosis)* oder an der Bruchstelle (durch *Tumor, Knochenzyste)* durch Zerstörung des Knochens oder Verdünnung der Corticalis anzunehmen. Für Osteopsathyrosis sprechen mehrfache vorausgegangene Frakturen in anderen Knochen und die „blauen Skleren".

Ehe man an die palpatorische Untersuchung schreitet, prüfe man die *Funktion* der verletzten Gliedmaße durch *aktive* Bewegungen (Beugen, Strecken, Rotation).

Bei der *Inspektion* vergleiche man immer, wenn möglich, die verletzte Extremität mit der gesunden. Das geübte Auge wird eine Radiusfraktur, einen Vorderarmbruch, eine supracondyläre Humerusfraktur oft schon ohne Palpation erkennen, zumindest vermuten.

Die *palpatorische* Untersuchung sei eine möglichst schonende und planvolle. Starker Druck auf den Knochen schmerzt oft schon ohne Fraktur; es hat also keinen Zweck, sehr kräftig zu drücken. Verrät nicht schon eine Dislokation dem Auge die Bruchstelle, so wird diese meist durch eine Anschwellung (subperiostales oder submuskuläres Haematom) angedeutet. Abnorme Beweglichkeit im Sinne der Biegung fehlt bei Fissuren und Stauchungsbrüchen, zumindest unterlasse man gewaltsame diesbezügliche Versuche, ebenso wie den kräftigen und schmerzhaften Nachweis der Crepitation.

Die sicherste und schmerzloseste Diagnostik ermöglicht uns die *Röntgenaufnahme,* doch soll sie immer erst angewendet werden, wenn klinisch nicht schon wenigstens eine Vermutungsdiagnose gestellt ist. Nur so wird sich Blick und Gefühl beim Anfänger schärfen, und er wird sich auch, wenn ihm kein Röntgenapparat zur Verfügung steht, zu helfen wissen. Anderseits läßt uns das Röntgenverfahren bei Epiphysenlösungen ohne Dislokation meist im Stich, und es sind dann die klinischen Symptome, welche eine Fraktur an der fraglichen Stelle annehmen lassen und die Behandlung bestimmen.

Bei Brüchen der *Finger- und Mittelhandknochen* ist es der Stauchungs- oder Biegungsschmerz, der den Verdacht auf eine Fraktur erweckt.

Brüche der Handwurzelknochen sind im Kindesalter sehr selten und nur röntgenologisch nachzuweisen.

Häufiger sind *Verstauchungen* des Handgelenkes, wenn nur dieses druckschmerzhaft ist, anzunehmen und noch häufiger Brüche des unteren Speichenendes oder beider Vorderarmknochen, wenn der Druckschmerz erst oberhalb des Gelenkes vorhanden ist.

Wir untersuchen *Radius* und *Ulna,* indem wir sie ihrer ganzen Länge nach abdrücken. Die schmerzhafte Stelle beim Druck entspricht gewöhnlich einer Bruchstelle. Besteht äußerlich keine Dislokation, sondern nur eine deutliche Schwellung, so ist eine Stauchungsfraktur oder Epiphysenlösung ohne Verschiebung anzunehmen.

Die *Vorderarmbrüche* im mittleren Drittel sind meistens schon an ihrer Achsenknickung (besonders im Vergleiche mit der gesunden Seite) zu erkennen. Sind beide Vorderarmknochen in ihrer unteren Hälfte schmerzfrei, ist nur der Radius, besonders die Gegend des Radiusköpfchens (ca. daumenbreit unterhalb des lateralen Humerus-Epicondyls) schmerzhaft und werden bei Pro-

und Supinationsversuchen Schmerzen ausgelöst, sind die aktiven Drehbewegungen wegen Schmerzen ganz gesperrt, Beugung und Streckung im Ellbogengelenke mehr oder weniger eingeschränkt, so besteht mit großer Wahrscheinlichkeit ein *Abbruch des Speichenköpfchens.*

Ist die Ellenbogengegend geschwollen und bei rechtwinkelig gebeugtem Ellbogengelenk der Druck auf das untere Humerusende in der Achse des Vorderarmes schmerzhaft (Stauchungsschmerz) so ist eine *Epiphysenlösung der Trochlea* oder eine *supracondyläre Infraktion* wahrscheinlich. Bei völligem Abbruch fehlt selten die charakteristische Verschiebung des Ellbogens nach hinten, so daß das untere Humerusende einen nach hinten offenen Winkel zeigt.

Schaftbrüche des *Oberarmes* sind meist unschwer an der abnormen Beweglichkeit und Crepitation zu erkennen, desgleichen Brüche am *Oberarmhalse* (Collum chirurgicum), wenn sie nicht eingekeilt sind.

Komplette traumatische *Luxationen* sind im Kindesalter überhaupt selten. Relativ am häufigsten ist bei größeren Kindern eine Verrenkung im *Ellbogengelenke* nach hinten oder hinten und außen. Ihre Diagnose macht keine Schwierigkeiten. Die Einrichtung erfolgt in Narkose durch Zug am rechtwinkelig gebeugten Vorderarm und Gegenzug am Oberarm oder Überstreckung und dann Beugung unter Zug am Vorderarm; danach Ruhigstellung durch 10 bis 14 Tage mit dorsaler Gipsschiene. Bei jeder Luxation sehe man nach, ob nicht dabei noch eine Fraktur (Absprengung) besteht, welche eine längere Ruhigstellung erfordert.

Eine häufige, oft verkannte Verletzung bei Kindern im Alter von 1 bis 2 Jahren ist die *Subluxation des Radiusköpfchens* durch Überpronation. Der Hergang ist gewöhnlich folgender: Ein kleines Kind wurde an der Hand geführt, es stürzte im Gehen, die Hand des Kindes wurde kräftig hochgezogen, um das Kind vor dem Sturze zu bewahren. Dabei machte das Kind oder der Begleiter eine Drehbewegung, und seither klagt das Kind über Schmerzen im Arm und läßt ihn hängen. Meist wird dann eine Epiphysenlösung am Oberarmkopf angenommen, doch ist hiefür das Trauma viel zu gering. Meist gelingt die Reposition und Behebung des Schmerzes schon bei der Untersuchung, wenn der

Vorderarm hiebei in Supination gedreht wird. Man fühlt dabei einen kleinen Ruck, das Einspringen des Radiusköpfchens, gibt dem Kinde für einen Tag einen Dunstumschlag und eine Mitella, worauf das Kind den Arm sofort wieder bewegt.

Erstes Vorgehen bei eingelieferten Knochenbrüchen der Gliedmaßen.

Wird ein Kind unter der Diagnose „Knochenbruch" oder wegen Verdachtes eines solchen *ohne Verband* eingebracht, so ist in erster Linie zu trachten, den *Sitz* des Bruches durch äußere Untersuchung zu bestimmen. Ich verweise diesbezüglich auf das entsprechende Kapitel. Eine genauere Feststellung über Form und Ausmaß einer Dislokation an der Bruchstelle wird dem Anfänger, namentlich bei Brüchen in der Nähe des Schulter-, Ellbogen- oder Sprunggelenkes meist nicht möglich sein, wohl aber, ob die *äußere Haut* im Bruchbereiche verletzt oder intakt ist.

In zweiter Linie ist in jedem Falle, namentlich aber bei starker Anschwellung an der Bruchstelle durch Haematom oder Dislokation, der *Puls der peripheren Arterien* zu prüfen und Hand oder Fuß auf etwaige *Nervenschädigung* (z. B. Radialis-, Ulnaris-, Peronaeuslähmung) hin zu untersuchen, wobei zu unterscheiden ist zwischen einer wirklichen Parese oder Paralyse und zwischen einem durch Schmerzen bedingten Unvermögen der Bewegung. In diesem Falle wird es meist möglich sein, durch begütigendes Zureden oder nach Verabreichung von schmerzstillenden Mitteln (Pyramidon, Pantopon) kleinere aktive Bewegungen in den Fingern oder Zehen auszulösen, was dann auf eine ungestörte motorische Leitung schließen läßt. In zweifelhaften Fällen wäre auch eine Sensibilitätsprüfung auszuführen, doch wird diese bei kleineren oder wenig intelligenten Kindern meist kaum verwertbare Resultate ergeben, zumal Kinder nach einem starken Trauma aufgeregt und ängstlich sind.

Erst in dritter Linie ist eine *Röntgenaufnahme* des Bruches vorzunehmen; an den Gliedmaßen in zwei zueinander senkrechten Ebenen, wobei die vermeintliche Bruchstelle mit Hautstift zu bezeichnen ist.

Über die Notwendigkeit dieser modernen Untersuchungsmethode für die exakte Frakturbehandlung ist ja kein Wort zu verlieren. Es hat sich aber leider, namentlich bei jungen Ärzten und in Anstalten, welche über Röntgenapparate ver-

Erstes Vorgehen bei eingelieferten Knochenbrüchen.

fügen, die Gepflogenheit eingebürgert, jeden Fall von Frakturverdacht, ehe er einer gründlichen äußeren Untersuchung unterzogen wurde, gleich der Röntgenaufnahme zuzuführen und auf Grund des Röntgenbildes die Diagnose zu machen. Ich konnte wiederholt feststellen, daß bei solchen Aufnahmen, wenn sie nicht in sehr weiten Ausmaße gemacht worden waren, was man ja aus Ersparungsgründen vermeidet, die Bruchstelle gar nicht zur Projektion gelangt oder nur ganz am Rande des Bildes und unvollständig zu sehen war. Dieser Umstand machte meist eine neuerliche Aufnahme notwendig, die bei entsprechender Voruntersuchung hätte erspart werden können. Kommen solche junge Ärzte dann frühzeitig in eine Praxis, wo sie nicht einen Röntgenapparat gleich zur Verfügung haben, fühlen sie sich hilflos und sind auf fremden Beistand angewiesen.

In vierter Linie ist eine *grobe Verschiebung der Bruchenden* zu *beheben* (entweder in Äther- oder Chloräthylrausch oder nach Pantopon-Injektion) und die *Bruchstelle ruhig* zu *stellen,* wozu grundsätzlich die Ruhigstellung der *beiden benachbarten Gelenke* gehört. Dies wird erreicht durch einen Schienen- oder Zugverband mit Gewichtsbelastung. Eine exakte Einrichtung des Bruches, die einem erfahrenen Arzte manchmal große Schwierigkeiten bereiten kann, ist von einem jungen Arzte und Anfänger schon gar nicht zu verlangen, doch darf gefährlicher Druck auf Nervenstämme und Gefäße, namentlich bei Brüchen des unteren Oberarmendes, oder drohende Durchspießung der Haut (bei Schienbein- oder Oberschenkelbrüchen), extreme Spannung der Haut über stark verschobenen Knöchelbrüchen, keinesfalls stundenlang oder gar über Nacht unbehoben bleiben. So weit muß die allgemeine medizinische Ausbildung theoretisch erworben sein.

Von dem primären Anlegen *ungepolsteter zirkulärer* Gipsverbände bei *frischen* Brüchen möchte ich jungen Ärzten unbedingt abraten; zumindest ist der zirkuläre Verband der Länge nach zu spalten. Gegen eine ungepolsterte Gipsschiene (Longuette) mit zirkulärer Mullbinde ist nach Ausgleich einer groben Dislokation nichts einzuwenden, doch geht dabei Verbandmaterial verloren und eine gepolsterte Holz-, Draht- oder Blechschiene kann meist denselben provisorischen Zweck erfüllen und ist wieder verwendbar. Nur der Zugverband beim Oberschenkelbruch soll gleich als definitiver Verband angelegt werden.

Wie hat sich der diensthabende Arzt zu verhalten, wenn ein Knochenbruch bei der Aufnahme schon *mit einem Verband* versehen ist? Das Vorgehen ist davon abhängig, ob im Verband noch eine größere Dislokation besteht, und wenn dies nicht der Fall ist, ob der Verband kunstgerecht ist und somit seinen Zweck erfüllt. Liegt der Verband gut, sind keine nervösen oder Zirkulationsstörungen (Kälte oder Cyanose von Hand oder Fuß) vorhanden, so wird der Verband bis zur nächsten Visite belassen, die Bruchstelle *im Verband* wenn möglich nach zwei Richtungen *röntgenisiert*. Eine Röntgen*durchleuchtung* kann *vor* der Aufnahme Aufschluß über den genaueren Sitz des Bruches geben. Auf keinen Fall darf ein fixierender Verband, auch wenn er nur ein provisorischer ist, bei einem Knochenbruch vom Röntgen- oder Pflegepersonal nur zum Zwecke der Aufnahme oder Körperreinigung eigenmächtig entfernt werden. Die Gefahr, daß sich hiebei Verschiebungen mit schweren Folgen ergeben — von den Schmerzen, die der Kranke dabei erleidet ganz abgesehen — ist zu groß. Die Verantwortung liegt beim Arzt!

Ist der Verband, mit dem der Verletzte eingeliefert wurde, unzureichend, gelockert oder einschnürend, besteht Kälte, Blässe oder Stauung an der Peripherie oder zeigt das Röntgenbild eine grobe Verschiebung der Bruchenden im Verbande, so ist dieser zu entfernen und der Fall so zu behandeln, wie wenn er ohne Verband gekommen wäre.

Epiphysenlösungen.

Man liest in Röntgenbefunden von verletzten Extremitäten öfter: „Knochen normal, Epiphysenlösung *ohne Dislokation* nicht ausgeschlossen". Diese Knochenverletzung ist eben klinisch eher zu diagnostizieren als röntgenologisch. Zu traumatischer Epiphysiolysis kommt es manchmal am unteren Radiusende, am Humeruskopf, unteren Tibiaende und Femurkopf. Bei röntgenologisch nachweisbarer *Verschiebung* der Epiphyse wird man über die Diagnose nicht in Zweifel sein. Klinisch werden wir an eine Epiphysenlösung ohne Dislokation denken müssen, wenn die Zeichen eines Knochenbruches bestehen: starker lokaler Druckschmerz am Knochen mit Haematom und Funktionsstörung, eventuell abnormer Beweglichkeit, und wenn das Trauma geeignet war, eine Lösung der Epiphyse hervorzurufen; auch wenn das Röntgenbild normalen Knochenbefund bietet.

Die *traumatischen* Epiphysenlösungen sind *wie Knochenbrüche* zu behandeln, mit Einrichtung, falls verschoben und Gipsverband und mehrwöchiger Ruhigstellung, je nach dem verletzten Knochen. Ein Zinkleimverband genügt da nicht.

Zur *pathologischen* Epiphysenlösung kommt es gewöhnlich bei der gelenksnahen akuten eiterigen Osteomyelitis, besonders am oberen Tibia-, Humerus- und unterem Femurende. Der Eintritt der Lösung fällt auf durch die abnorme Beweglichkeit. Der Extremitätenabschnitt ist sofort auf eine Schiene zu lagern oder im gefensterten Gipsverband ruhigzustellen.

Behandlung der Knochenbrüche an der oberen Extremität.

Bei allen Knochenbrüchen, die eine schmerzhafte Einrichtung erwarten ließen, haben wir diese in Äther- oder Chloräthylrausch, oder Äthernarkose vorgenommen, da die bei Erwachsenen oft angewendete Lokalanästhesie (Novocain-Injektion) bei der Ängstlichkeit und Unruhe der Kinder uns nicht geeignet erschien.

Selbstverständlich wurde die Stellung der Bruchenden *nach* der Einrichtung und im Verbande, wo nötig, mit Röntgenaufnahmen kontrolliert.

Für die im Kindesalter seltenen *Fingerbrüche* eignet sich am besten eine *Böhler*sche Drahtschiene, welche nach Umwicklung mit einer Mullbinde an die Volarseite der Hand in leichter Beugestellung des Fingers angelegt wird. Der Halbring am proximalen Ende wird mit einer Gipsbinde am Handgelenk befestigt, wonach der verletzte Finger nach erfolgter Einrichtung des Bruches durch Zug und Beugung auf die Schiene mit Bindentouren angewickelt wird. Manchmal genügt ein einfacher Holzspatel, der volar oder dorsal angelegt wird. Die Heilungsdauer beträgt 3 bis 4 Wochen.

Brüche von *Mittelhandknochen* werden durch einen Faustverband 2 Wochen ruhiggestellt, wobei eventuell Daumen und Zeigefinger frei bleiben können; bei geringer Dislokation können Metacarpalfrakturen auch ohne Verband bleiben und nur mit Ruhe, warmen Handbädern und mit Mitella behandelt werden.

Die häufigen *Radiusfrakturen im unteren Drittel* sind entweder Stauchungs- oder Hyperextensionsbrüche, selten Biegungsbrüche bei gebeugtem Handgelenk und werden, ebenso wie die *Vorderarmbrüche im unteren Drittel*, durch Zug und Gegenzug (am Vorderarm) in *Pronationsstellung* in der Längsachse des Vorderarms eingerichtet, wobei man beim Hyperextensionsbruch der Speiche in Volarflexion der Hand übergeht und die Reposition durch direkten Druck auf das periphere Bruchende unterstützt. Hiezu kommt die *Ulnarflexion* an der Hand bei Bajonettstellung des Bruches.

Die Retention erfolgt durch eine *ungepolsterte dorsale Gipsschiene* (Longuette), welche von den Grundgelenken der Finger bis nahe zum Ellbogengelenke reicht und mit einer Mullbinde in mehrfacher Lage angewickelt wird. Bei größeren Kindern und starker Dislokationsneigung empfiehlt es sich, statt mit der Mullbinde die Schiene mit einer Gipsbinde anzuwickeln, wodurch ein zirkulärer Gipsverband entsteht, der, namentlich in frischen Fällen, nach dem Erstarren gleich an der Dorsalseite der Länge nach zu spalten ist, um bei zunehmender Schwellung der Hand einer gefährlichen und sehr schmerzhaften Stauung vorzubeugen. Wenn nach dem Abschwellen der Hand (Resorption des Haematoms) der Verband zu locker wird, ist der zirkuläre Gipsverband zu erneuern, bei der dorsalen Gipsschiene die alte Mullbinde durch eine straffer angelegte zu ersetzen.

Sehr gute Dienste hat uns vor Einführung der dorsalen Gipsschiene und auch später in manchen Fällen die *Cooversche Vorderarmschiene* aus Papiermaché geleistet, welche für die rechte und linke Hand in verschiedener Größe (je nach dem Alter) zu haben ist. Sie zeigt eine dem Handgelenke und Daumenballen sowie der Mittelhand entsprechende und eine ulnare Krümmung und wird wenig gepolstert an der Volarseite angelegt, mit einer Calicotbinde angewickelt, welche mit einer Stärkebinde versteift wird. Ihr einziger Nachteil ist ein verstärkender breiter Blechstreifen an ihrer Unterseite, welcher bei der dorso-volaren Röntgenkontrolle einen großen Teil des Radius verdeckt.

Die *Vorderarmbrüche im mittleren Drittel*, welche gewöhnlich einfache Knickungsbrüche („Grünholzfrakturen") ohne seitliche Verschiebung der Bruchenden sind, werden in *Supinationsstellung* eingerichtet, wodurch die Knochen parallel liegen, und die Knickung durch vorsichtigen Daumendruck möglichst ausgeglichen. Man gehe mit der Reposition nicht zuweit, um nicht

Behandlung der Knochenbrüche an der oberen Extremität. 91

aus der einfachen Achsenknickung einen völligen Bruch mit Verschiebung der Bruchenden ad latus und Verkürzung herzustellen. Die Fixation erfolgt durch eine leicht gepolsterte gerade volare und eine dorsale Schiene, welche mit einer Calicotbinde straff angewickelt werden. Erstere reicht von der Ellenbeuge bis zu den Fingergrundgelenken, letztere vom Olecranon bis zu den Grundknöcheln der Finger. Außerdem wird die untere Oberarmhälfte wattiert und mit der Calicotbinde umwickelt. Das ganze wird mit einer Stärkebinde gedeckt.

Bei *Abbruch des Capitulum radii*, wobei das Köpfchen mit seiner Gelenkfläche nicht selten um 90⁰ nach außen gedreht ist, gelingt es manchmal (nach *Oppolzer*), das Köpfchen mit seiner Gelenkfläche in das Gelenk wieder hineinzudrücken, wenn man den gestreckten Arm des Kindes in Supinationsstellung über das eigene gebeugte Knie zu biegen sucht, wobei vorübergehend ein Cubitus varus entsteht. Nach der Reposition wird ein starrer Verband in rechtwinkeliger Beugung des Ellbogengelenkes angelegt und bei normalem Verlaufe 3 Wochen belassen. Mir ist diese Art der Einrichtung nie gelungen. Bei Fehlen einer stärkeren Verschiebung haben wir diese Brüche des Speichenhalses nur in rechtwinkeliger Beugung 3 Wochen ruhiggestellt. Bei stärkerer bis rechtwinkeliger Abknickung und Versagen der unblutigen Einrichtung wurde blutig reponiert.

Durch einen lateralen Längsschnitt wurde unter Schonung des Muskelastes des N. radialis das Speichenköpfchen freigelegt, die Einrichtung ließ sich dann (durch Fingerdruck) unschwer machen, die Bruchflächen wurden (durch Rotation der Speiche) genau aufeinandergepaßt, die Hautwunde mit Catgut geschlossen und in rechtwinkeliger Beugung ein Gipsverband für 3 Wochen angelegt. Der Erfolg war in allen Fällen ein vollkommener, die Beweglichkeit normal.

Die *supracondylären Humerusbrüche* mit manchmal starker Verschiebung (um Knochenbreite) gehen oft mit starkem Haematom einher. Wenn keine Nervenschädigung (Radialis) vorliegt, wartet man besser 2 bis 3 Tage bis zum Abschwellen und legt den Arm in eine vertikale Längsextension (Suspension). Die Reposition in Narkose gelingt meist durch kräftigen Zug in Streckstellung, bis die Bruchenden sich berühren (Crepitation). Dann wird unter ständigem Zug am gebeugten Vorderarm in Supination allmählich in rechtwinkelige Beugung übergegangen und schließlich in spitzwinkelige Beugung, wobei zur Einhaltung einer richtigen Rotationsstellung die Hohlhand gegenüber der gleichseitigen Schulter liegen muß. In dieser Stellung wird eine vom Handgelenk bis über den Nacken reichende dorsale Gipsschiene angelegt, welche durch reichliche Mullbindentouren um Arm und Brustkorb befestigt wird. Nach 3 Wochen wird der Verband entfernt, der Vorderarm noch eine Woche in einer Mitella getragen, nachher mit aktiven Beuge- und Streckbewegungen (Gewichtsbelastung) begonnen.

Die *Schaftbrüche des Oberarmes* wurden in der Regel nach Einrichtung durch Zug am rechtwinkelig gebeugten Vorderarm (eventuell vor dem Röntgenschirm) mit einer vom Handgelenk bis weit über das Schultergelenk reichenden dorsalen Gipsschiene 4 bis 5 Wochen ruhiggestellt.

Die im Kindesalter selteneren *Brüche am chirurgischen Halse* des Oberarmes wurden bei geringer Achsenknickung in einem *Desault*schen Verbande, bei starker auf einer zweimal winkelig gebogenen und in der Achselhöhle und Ellenbeuge sich stützenden Drahtschiene (*Cramer*-Schiene), welche am Brustkorb und ganzem Arme mit Calicotbindentouren und Blaubinde befestigt wurde, in 3 bis 4 Wochen zur Heilung gebracht.

Abbrüche des Olecranon wurden, wenn die Bruchstelle keine wesentliche Diastase zeigte, in Streckstellung mit starrem Verband (3 Wochen) behandelt. Bei stärkerer Dislokation wurde die Naht ausgeführt. Die Bruchstelle wurde mit einem radialwärts convexen Bogenschnitt freigelegt, das abgesprengte Olecranon durch eine starke Seidennaht, welche die Ulna quer durchbohrte und die Olecranonspitze im Tricepssehnenansatze mit der Ulna wieder vereinigt, die Haut mit Catgut genäht und im starren Verband in Streckstellung 3 bis 4 Wochen ruhiggestellt.

Im Säuglingsalter sind es gewöhnlich 3 Knochen, deren Brüche dem Chirurgen zugeführt werden: das Schlüsselbein, der Oberarmschaft und die Oberschenkeldiaphyse. Die beiden ersteren werden leicht bei der Entbindung (Armlösung) beschädigt, der Oberschenkel gewöhnlich durch Sturz aus dem Bette, Fallenlassen. Wir sahen auch eine manuell erzeugte subtrochantäre Oberschenkelfraktur, die entstanden war, als eine Verwandte des Kindes eine Hüftkontraktur gewaltsam strecken wollte.

Die zarte Haut des jungen Säuglings mahnt zu besonderer Vorsicht bei Verbänden aller Art. Bindentouren ohne Polsterung und Pflasterstreifen rufen sehr rasch Ekzem hervor. Die *Schlüsselbeinbrüche* in diesem Alter werden meist erst nach einer Woche *entdeckt*, wenn bereits Callusbildung vorhanden ist, und heilen ohne Schaden von selbst. In frischen Fällen kann man zur Beruhigung des Arztes und der Eltern den Arm der verletzten Seite mit einigen Bindentouren nach *Desault* 2 Wochen ruhigstellen. *Spitzys* sinnreiche tiefe Kreuzschiene haben wir nie angewendet.

Den *Schaftbruch des Oberarmes* bei Neugeborenen, der dem Beobachter meist schon früh auffällt, haben wir nach Einrichtung mit zwei gepolsterten Fournierholzstreifen (Schusterspan), die vorne und hinten oder innen und außen die Bruchstelle schienten und mit einer Binde befestigt wurden und einem *Desault*schen Verbande behandelt und von Extensionsbehandlung (Suspension) mit Heftpflaster- oder Mastisol-Zugverband beim Neugeborenen wegen Empfindlichkeit der Haut abgesehen. Auch *Spitzys* hohe Kreuzschiene wurde von uns nicht verwendet.

Über die Behandlung der Oberschenkelbrüche der Säuglinge siehe das Kapitel: Brüche der unteren Extremität.

Schlüsselbeinbrüche.

Der bei kleinen Kindern so häufige Schlüsselbeinbruch wird von praktischen Ärzten ohne Röntgenbild häufig verkannt. Man hört die Eltern gewöhnlich sagen: der Arzt habe wohl die beim Bruch (fast immer) vorhandene Schwellung um die Clavicula gesehen, könne aber wegen der Schwellung einen eventuellen Bruch nicht feststellen. Diese *Schwellung* ist es gerade, welche für den Schlüsselbeinbruch charakteristisch ist. Sie entspricht dem Haematom an der Bruchstelle. Hiezu kommt noch der *lokale Druckschmerz*. Der Oberarm der verletzten Seite kann vom Kinde oft ohne Schmerzen gehoben und gebraucht werden. Die Clavicularfraktur ist fast immer ein *indirekter* Bruch, ein Biegungsbruch durch Sturz auf den ausgestreckten Arm oder auf die seitliche Schultergegend. Die Anschwellung, Blutunterlaufung, welche die obere und untere Schlüsselbeingrube ausfüllt, ist hier nicht die Folge einer direkten Kontusion, sondern die des Knochenbruches an dieser Stelle. Daher kommt es in Verkennung dieser Tatsache, daß ein Schlüsselbeinbruch meist erst eine Woche nach der Verletzung, nach Resorption des Haematoms und mit beginnendem

Callus, der nun dem Arzte und den Eltern auffällt, zum Chirurgen geschickt wird.

Bei *Infraktion* (subperiostaler Fraktur) oder bei geringer Knickung legen wir einen *Geradehalterverband* (Rucksackverband) an. Nach Wattierung der beiden Schultergelenksgegenden werden diese mit einer 8 bis 10 cm breiten Calicotbinde in Achtertouren, die sich am Rücken kreuzen (Stella dorsi), umwickelt, während ein Assistent beide Schultern kräftig nach hinten drängt. Die Calicotbinde wird durch eine Stärkebinde gedeckt, an der Vorderseite der Schultergelenke wird ein Calicotstreifen quer über die Brust mit Sicherheitsnadeln befestigt, welcher das Abstreifen des Verbandes (nach Art des Ausziehens einer Weste) verhindern soll. Bei normalem Verlaufe wird der Verband 3 Wochen belassen; bei größeren Kindern läßt man den Arm der verletzten Seite noch eine Woche in einer Mitella tragen.

Bei *starker* Verschiebung der Bruchenden (um Knochenbreite) und Verkürzung, welche sich durch äußere Maßnahmen nicht beheben ließ, führen wir die *blutige Reposition* aus. Die Bruchenden werden freigelegt und mit zwei Knochenhaken zur Adaptierung gebracht. Oft verkeilen sich die Bruchenden nun so ineinander, daß eine Drahtnaht überflüssig erscheint. Beim Schrägbruch, wo eine solche Verkeilung nicht eintritt, durchbohren wir jedes Ende mit dem Drillbohrer und legen eine Drahtnaht an. Es ist wichtig, keinen zu dünnen Draht zu nehmen, die Drahtschlinge so anzulegen, daß sie ein Ausweichen der Bruchenden möglichst verhindert, und die zusammengedrehten Drahtenden nicht gegen die nahen Subclavia-Gefäße stehen (Arrosionsgefahr!). Das Periost wird soweit als möglich vereinigt, die Haut genäht. Als Verband genügen Pflasterstreifen über die Wundbedeckung, eine Mitella und ruhige Rückenlage, wodurch die Schulter nach hinten sinkt und eine eventuelle Knickung des Schlüsselbeines gestreckt wird. Von umfangreichen Binden- oder Pflasterverbänden (Sayre) nach der Operation sind wir abgekommen, da sie auf die Stellung der Bruchenden *eher* schädlich wirkten.

Von einer bei Erwachsenen so vorteilhaften *Verschraubung* (nach *Lane*) wird man bei kleineren Kindern wegen der Dünne des Knochens absehen müssen. In 2 Wochen ist die Verheilung so weit fortgeschritten, daß man auf weitere Rückenlage verzichten und das Kind mit einer Mitella aufstehen lassen kann. Diese ist noch weitere 2 Wochen zu tragen. Obwohl die meisten, auch stark verschobenen Schlüsselbeinbrüche ohne Operation heilen, konnten wir doch eine *Pseudarthrose* mit Atrophie der Bruchenden bei einem $4^1/_2$jährigen Mädchen mit ca. 2 Monate alter Clavicularfraktur beobachten. Die operative Freilegung und Knochennaht mit Drahtumschnürung brachte nach Einrichtung und 3wöchiger Ruhigstellung knöcherne Heilung.

Daumenkontraktur bei Kleinkindern.

Das anscheinend wenig bekannte Krankheitsbild, das wir mehrmals beobachten konnten, ist folgendes. Bei einem 1- bis 2jährigen Kinde findet man den einen Daumen im Endgelenke leicht gebeugt und bei dem Versuche der passiven Streckung fühlt man einen Widerstand, während die Beugung bis zum rechten Winkel leicht möglich ist. Eine genaue Angabe über die Dauer des Leidens, ob es angeboren ist, konnten wir nicht erfahren, es wurde erst zufällig entdeckt. Beim Streckungsversuch federt der Daumen immer wieder in seine Beugestellung zurück, bis es plötzlich gelingt, ihn gerade zu strecken, worauf er so bleibt oder vom Kinde wieder aktiv gebeugt wird, worauf die Streckhemmung wieder eintritt. Wir haben in der Streckstellung einen kleinen Holzspan-Heftpflaster-Verband angelegt und ihn 4 Wochen belassen.

Nach einem operierten Falle, in welchem die unblutige Streckung nicht gelungen war, haben wir den Eindruck, daß die Ursache der Behinderung in einer *Subluxation der Sesambeine* über dem Grundgelenke des Daumens gelegen ist, nach deren Entfernung die Streckung gelang. Ehe man sich aber zu einer Operation entschließt, soll man versuchen, durch Massieren und Kneten der Beugesehne vor dem Grundgelenke des Daumens die unblutige Streckung zu erzielen und sie in dieser Stellung durch einen mehrwöchigen Verband zu erhalten.

Knochenbrüche der unteren Extremitäten.

Bei Quetschungen der *Zehen*, namentlich der Endglieder, wird man bei der Röntgenaufnahme sehr oft eine Fraktur der Endphalange finden, wodurch die manchmal lange Dauer des

Schmerzes erklärt ist. Brüche der *Grund-* und *Mittelphalange* werden am besten geschient, wenn man die gebrochene Zehe mit Heftpflasterstreifen an die gesunden Zehen befestigt. Die Heilungsdauer beträgt 3 bis 4 Wochen.

Brüche vom *Mittelfußknochen* erfordern einen dem Fußgewölbe gut anmodellierten Gipsverband, der bis zum Knie reicht und einen Gehbügel trägt.

Die häufigsten Knochenbrüche im mittleren Kindesalter sind die *isolierten Tibiafrakturen,* meist Spiralbrüche, während bei älteren Kindern gewöhnlich beide Unterschenkelknochen gebrochen sind.

Eine oft übersehene Verletzung ist die *Spiralfissur der Tibia* bei kleinen Kindern. Das $1^1/_2$- bis 2jährige Kind ist gewöhnlich beim Laufen gefallen und hinkt seitdem oder kann überhaupt nicht auftreten. Äußerlich ist an dem hinkenden Bein gar nichts zu sehen, auch besteht keine abnorme Beweglichkeit oder lokaler Druckschmerz. Erst wenn man das Schienbein unterhalb des Knies fixiert und an seinem unteren Ende zu drehen versucht, schreit das Kind durch den ausgelösten *Rotationsschmerz* auf. Die Röntgenaufnahme zeigt dann in der Mitte der Tibia oder unterhalb derselben die typische Spiralfissur nach *Ludloff.* Es genügt, das Kind 1 bis 2 Wochen liegen zu lassen, oder wir machen einen über das Knie reichenden Gipsverband, den wir 2 bis 3 Wochen belassen.

Seltener kommen *Wadenbeinbrüche* entweder knapp oberhalb des Knöchels beim Pronations- oder Supinationsknöchelbruch oder höher oben beim gleichzeitigen Schienbeinbruch vor.

Beim *Knöchelbruch* genügt ein Gipsverband von den Zehen bis zur Spina tibiae mit Freilassung des Kniegelenkes. Beim *Schienbeinbruch, hohen Wadenbein-* und *Unterschenkelbruch* muß das Kniegelenk in den Verband einbezogen werden; er reicht bis zur Mitte des Oberschenkels. Wir legen nach Polsterung der Knöchel und Patella mit je einem angeklebten Tupfer unter Zug und Gegenzug eine hintere Gipsschiene (Longuette) an, welche bis zu den Zehenspitzen reicht. Darüber werden (je nach der Schwere des Kindes) eine oder mehrere Gipsbinden gewickelt, welche die Dorsalseite der Zehen ganz freilassen. Nach gründlicher Erstarrung der Gipsbinden wird ein *Gehbügel* mit Gipsbinden angewickelt und am nächsten Tage das Bein belastet.

Auch hier wird man nach Beseitigung einer gröberen Dislokation und Lagerung auf eine Schiene bei stärkerem Haematom mit dem Anlegen des ungepolsterten Gipsverbandes einige Tage warten, bis die Schwellung einigermaßen zurückgegangen ist. Daß ein größeres Haematom auch ohne Vereiterung nur durch Resorption einige Tage Fieber machen kann (bis 38,5°) ist bekannt.

Oberschenkelbrüche betreffen gewöhnlich die Mitte der Femurdiaphyse und werden bei Kindern bis zu 2 Jahren mit vertikaler Heftpflaster-Extension behandelt, bei größeren ist die Zugrichtung horizontal, eventuell mit Gegenzug über das Perineum oder die Brust und mit Erhöhung des Fußendes des Bettes. Zur Erreichung einer normalen Rotation im peripheren Abschnitte — der Zwischenraum zwischen erster und zweiter Zehe, die Mitte der Patella und die Spina anterior superior sollen in einer Linie liegen — wird ein Rotationszug angelegt, indem oberhalb des Knies ein 5 cm breiter Heftpflasterstreifen quer um den Oberschenkel herumgeführt und sein Ende mit einer Schnur versehen wird, welche über einen seitlich angebrachten Rollenträger läuft und ein Gewicht trägt. Je nachdem man das Pflaster von außen über vorn und innen nach hinten leitet oder von hinten über innen nach vorn und außen, wird der Zug auswärts- oder einwärtsrollend auf das periphere Bruchstück wirken.

Bei hohem *subtrochantären Oberschenkelbruch* stellt sich das *proximale* Femurende in Abduktion und Beugung, und dem entsprechend muß auch der distale Femurschaft gelagert werden, um eine achsengerechte Heilung zu erzielen.

Die *achsengerechte* Stellung der Bruchenden ist neben der Behebung einer *Verkürzung* überhaupt der wichtigste Punkt bei der Behandlung der Oberschenkelschaftbrüche. Eine Seitenverschiebung fällt weniger ins Gewicht.

Schwierigkeiten machen Brüche knapp oberhalb des Kniegelenkes *(supracondyläre)*, bei denen das distale Fragment sich in Beugung stellt. Wir haben sie bei gebeugtem Kniegelenk und horizontal gelagerten Unterschenkel mit *Schmerz*scher Klammer (supracondylär) und Gewichtszug in der Femurachse über Rollenträger auf der *Braun*schen Schiene behandelt.

Die Heilungsdauer beträgt bei Säuglingen 4 Wochen, bei größeren Kinder 6 bis 8 Wochen.

VII. Geschwülste und Schwellungen an den Gliedmaßen.

Bei allen Anschwellungen und Geschwülsten ist die *Anamnese* wichtig: ob angeboren, rasch oder allmählich, mit oder ohne Schmerzen, nach Trauma, mit oder ohne Fieber entstanden. Eine rasch nach einem *Trauma* entstandene Geschwulst deutet fast immer auf ein *Haematom* (infolge Weichteil- oder Knochenverletzung) oder einen akuten *serösen Erguß* (subcutanes Lymphextravasat, Bursitis, Gelenkshydrops) hin.

Eine unter einigen Tagen meist mit *Fieber* entstandene schmerzhafte Anschwellung läßt einen akuten Entzündungsprozeß (heißen Abszeß) der Weichteile oder des Knochens annehmen. Hier ist es notwendig, den Ausgangspunkt (vereitertes Haematom, Phlegmone, Lymphdrüsenabszeß, von einem kleinen Eiterherd ausgehend, Osteomyelitis) festzustellen.

Angeborene oder allmählich entwickelte, in der Haut festsitzende, schmerzlose Geschwülste von Halbkugelform und elastischer Konsistenz sind gewöhnlich *Atherome;* wenn sie gerötet oder schmerzhaft sind, sind sie entzündet oder vereitert. Mehr knotige, besonders derbe, gegen die tieferen Schichten mit der Haut verschiebliche Tumoren sind *Fibrome.* Mäßig derbe, von normaler verschieblicher Haut bedeckte, nicht immer deutlich gelappte Geschwülste im Unterhautfettgewebe außerhalb der Muskulatur sind *Lipome.* Selten entwickeln sie sich zwischen den Muskeln des Oberschenkels, die Muskeln auseinanderdrängend und durch rasches Wachstum den Verdacht auf Malignität erweckend.

Walnußgroße, spindelförmige, kompressible Geschwülste in der Streckmuskulatur des Oberschenkels sind gewöhnlich *Muskelangiome.*

Eine halbeiförmige, von normaler verschieblicher Haut bedeckte, aber gegen ihre Unterlage selbst unverschiebliche, prall elastische, schmerzlose Geschwulst in der Kniekehle ist ein *Ganglion* des Kniegelenkes. Auch ein *Hygrom* am Pes anserinus des Knies wurde von uns beobachtet.

Selten kommen größere, von der Fascie, dem Periost oder Knochenmark ausgehende Geschwülste (gewöhnlich *Sarcome*) vor, und hiebei kann das Röntgenbild weitere Aufschlüsse geben.

Schmerzlose, flach halbkugelige, elastische Anschwellungen, welche sich langsam vergrößert haben, von normaler Haut bedeckt sind, unter den Muskeln liegen und tiefe Fluktuation (in der Längsachse der Extremität!) zeigen, sind gewöhnlich *kalte Abszesse*. Sie können von Ort und Stelle ausgehen oder Senkungsabszesse (von Wirbel- oder Beckencaries) sein.

Knochenharte, glatte, kugelige Geschwülste unter der Haut oder den Muskeln in der Umgebung des Knie- oder Sprunggelenkes, die unverschieblich sind und mit dem Knochen zusammenhängen, sind *cartilaginäre Exostosen*. Sie gehen von den Epiphysenfugen des Femurs, der Tibia oder Fibula aus, können aber auch an anderen Knochen (Humerus, Radius, Ulna, Rippen) vorkommen.

VIII. Erkrankungen der unteren Extremitäten.

a) Deformitäten der unteren Extremitäten.

Sie können *angeboren* oder *erworben* sein, letzteres durch Trauma oder pathologische Vorgänge.

Von den *angeborenen* finden wir am häufigsten den *Klumpfuß (Pes equinovarus congenitus)*, gewöhnlich doppelseitig, primär oder als Folge einer spinalen Erkrankung (Meningocele). Die Sohle sieht nach einwärts (Varusstellung), der innere Fußrand ist mehr oder weniger stark eingeknickt (Inflexion), der äußere Fußrand sieht nicht nach außen, sondern nach abwärts und steht tiefer als die Ferse (Equino-varus-Stellung).

Dementsprechend muß auch die *Korrektur* der drei pathologischen Stellungen angreifen; durch Umfassen des Vorfußes mit der ganzen Hand und massierende Bewegungen wird der innere Fußrand gestreckt, die einwärts sehende Sohle nach abwärts gedrückt und der äußere Fußrand und Kleinzehenballen nach außen und kopfwärts gepreßt. Wichtig ist, daß auch das Fersenbein, das gleichfalls mit der Sohlenfläche um seine Längsachse nach innen gedreht ist, nach außen gedrückt wird.

Mit diesen *manuellen Vorarbeiten* kann man schon in den ersten Lebenswochen beginnen, um Haut, Bänder und Muskeln zu dehnen. Mit fixierenden Verbänden beginnen wir erst im 2. Monat, wenn die Haut widerstandsfähiger geworden ist.

Da Gipsverbände, wenn sie nicht über das gebeugte Knie hinauf angelegt werden, von den Kindern gewöhnlich abgestrampelt und wie ein Stiefel ausgezogen werden, verwenden wir seit Jahren den *Klebeverband* nach v. *Oettingen*, der sich uns bestens bewährt hat und dem ein automatisch-korrigierendes Prinzip innewohnt.

Man braucht dazu einen ca. $1^1/_2$ m langen und 3—4 cm breiten Barchent- oder Flanellstreifen und Mastisol, sowie Wattestäbchen als Pinsel. Nach manueller Korrektur wird das Bein von einem gegenüberstehenden Assistenten im Sprung- und Kniegelenk gebeugt mit Daumen und Zeigefinger der einen Hand am Knie, mit der anderen Hand an der großen Zehe gehalten; Fußrücken, Sohle und Oberschenkel oberhalb des Knies an der Vorder-, Innen- und Außenseite werden mit Mastisol breit angestrichen, und nun wartet man ca. 1 Minute bis zum Verdunsten der Lösung, da die Klebekraft des Mastisols dann am stärksten ist. Jetzt wird die Barchentbinde mit ihrer haarigen Seite am äußeren Fußrand beginnend über Fußrücken, inneren Fußrand und Sohle angelegt und an der Außenseite des Unterschenkels straff nach oben oberhalb des Knies über den Oberschenkel gezogen, an dessen Innenseite sie herabgeleitet, über Kniekehle und Wade wieder zum Fußrücken geführt wird.

Nun werden die schon angeklebten Bindentouren an ihrer glatten, nicht haarigen Seite mit Mastisol bestrichen und nach einigem Zuwarten wird die Binde mit der haarigen Seite neuerlich in der zuerst beschriebenen Weise auf die ersten Touren angelegt, wobei wieder auf ein straffes Anziehen vom äußeren Fußrand zum Oberschenkel zu achten ist, da hiedurch die Hauptkorrektur geleistet wird. Noch ein drittesmal wird die Binde in der gleichen Weise darüber angelegt und der ganze Verband zum Schlusse mit einer Mullbinde gedeckt. Man ersieht, daß jede Streckbewegung im Kniegelenk den äußeren Fußrand nach außen und oben zieht und so ständig der Varus- und Spitzfußstellung entgegenarbeitet. Ehe man das Kind entläßt, ist das Aussehen der Zehen zu kontrollieren, die durch Einschnüren der Binde weiß oder blau werden können. Durch Einkerben des Bindenrandes mit einer Schere wird sich die normale Färbung wieder herstellen lassen, da sonst die Gefahr eines Druckgeschwüres oder Zehenbrandes besteht.

Der Verband ist möglichst rein zu halten, vor Nässe, Stuhl und Urin durch Einhüllen mit einem wasserdichten Stoff (Billrothbattist) zu schützen, Bäder sind selbstverständlich verboten. Erst eine Woche nach dem Anlegen des Verbandes wird das Kind gebadet und der Verband dabei entfernt. Ist die Haut in gutem Zustande, so kann am nächsten Tage ein neuer Verband in verbesserter Stellung angelegt werden, sonst muß unter entsprechender Hautpflege zugewartet werden.

Nach 4 bis 6 Verbänden, vor deren Anlegen immer wieder manuell korrigiert wird, ist eine normale Fußstellung meist erreicht. Das Resultat kann durch Anwickeln einer lateralen Guttaperchaschiene, die sich in heißem Wasser formen läßt und die Sohle und Außenseite des Unterschenkels umfaßt, erhalten werden bis das Kind ein Paar Schuhe bekommt und beim Aufstellen durch die eigene Körperschwere die Erhaltung der Norm besorgt.

Das Gegenteil vom Klumpfuß bildet der angeborene *Hakenfuß (Pes calcaneo-valgus congenitus)*, der primär veranlagt sein kann oder häufiger als Folge einer angeborenen spinalen Inervationsstörung (Lähmung der Fußbeuger) wie bei der Spina bifida usw. vorkommt. Außer einer manuellen Dehnung der Strecker erübrigt sich meistens eine weitere Behandlung.

Nicht selten sind *überzählige Zehen*, Doppelmißbildung von Zehen, ferner *Verwachsungen* oder Schwimmhautbildungen zwischen einzelnen Zehen. Siehe darüber das Kapitel „Polydaktylie-Syndaktylie".

Ein charakteristisches Bild zeigt der seltene *angeborene Fibula-Defekt*, in dem sich bei zunehmender Belastung des Beines die Tibia unterhalb ihrer Mitte in einem nach vorne konvexen Winkel (bis zu 90°) krümmt. Wir hatten Gelegenheit einen solchen Fall operativ mit Osteotomie und Schienenhülsen-Apparat zu behandeln und durch viele Jahre hindurch zu beobachten. Die Neigung zu Rezidiven war sehr groß.

Die durch *Trauma* erworbenen Deformitäten sind gewöhnlich auf schlecht geheilte Knochenbrüche, Bänderrisse oder Verrenkungen zurückzuführen.

Eine häufige Ursache von *pathologischen* Verbildungen sind Störungen des Knochenwachstums durch *Rhachitis, Chondrodystrophie usw.* Ich erwähne hier das *Genu valgum* (X-Bein), *varum* (O-Bein), die *Coxa vara*, bei welcher der Schenkelhals mit der Femurdiaphyse keinen stumpfen, sondern spitzen Winkel bildet; die *Crura vara* (Säbelbeine) und den *Pes valgus* (Knickfuß).

Bis zum 3. Lebensjahr wird die Therapie vorwiegend eine allgemein antirhachitische sein: Zufuhr von Vitamin D durch Vigantol, Ergosterin, Lebertran mit (0,01 : 100,0) oder ohne Phosphor, Sanostol, Kalkpräparate, Steinsalzbäder und Höhensonnenbestrahlung. Mit dem Beginn des Gehens tritt aber auch die *orthopädische* Behandlung in ihre Rechte.

Während die *Varus*-Deformitäten von Knie und Unterschenkel meist unter der angeführten Allgemeintherapie ausheilen und verschwinden, verschlimmern sich die *Valgus*-Deformitäten mit zunehmender Belastung. Wir trachten daher, durch eine Nachtschiene, bei der das Knie mit einer Gurte an ein an der Außenseite des Beines mit Riemen befestigtes gepolstertes Brett gepreßt wird, und durch eine Plattfußeinlage entgegenzuarbeiten, vermeiden Auswärtsdrehen der Fußspitzen beim Stehen und Gehen und lassen diese gerade nach vorne, eher leicht einwärts halten. Auch orthopädisches Turnen kann hier viel leisten. Ganz vorzüglich bewährten sich beim Pes valgus und Genu valgum der größeren Kinder die *Semelederschen Apparate* mit federndem Absatz im Schuh und Hebelschiene.

Nur bei ganz hochgradigem Genu valgum wird man sich zur *supracondylären Osteotomie* am unteren Femurende oder zur *infrakondylären* am oberen Tibiaende mit nachfolgendem Gipsverband entschließen.

b) Hüftbeschwerden, angeborene Hüftverrenkung.

Wenn kleine Kinder zu laufen beginnen und sie auf einer oder beiden Seiten mit der Hüfte einsinken *(Entengang)*, so liegt in der Regel eine *angeborene Hüftverrenkung* vor, doch kann auch bei starker *Coxa vara* ein ähnlicher Gang vorkommen. Das Leiden befällt vorwiegend *Mädchen*, kann ein- oder doppelseitig auftreten und kam früher meist erst im Alter von 1 bis 2 Jahren zur ärztlichen Begutachtung. Der Nachweis des luxierten Oberschenkelkopfes ist namentlich bei fetten Kindern nicht immer leicht. Unterstützt wird die Annahme der Erkrankung durch den positiven Ausfall des *Trendelenburgschen Versuches*, wenn er auch nicht absolut beweisend ist, da er auch bei einigen anderen Erkrankungen (z. B. Glutaeuslähmung) vorkommt.

Läßt man das Kind, am besten auf einem Sessel, auf dem gesunden Beine stehen und das kranke heben, indem es in Knie und Hüfte gebeugt wird, so hebt sich die Hüfte der kranken Seite. Wird der Versuch umgekehrt gemacht, läßt man das Kind auf dem kranken Beine stehen und das gesunde heben, so sinkt die gesunde Beckenhälfte nach abwärts, es fehlt der Halt im Hüftgelenk, der Femurkopf gleitet hinter der Pfanne nach aufwärts. Einwandfrei bestätigt wird die Erkrankung durch die Röntgenaufnahme, am besten Vergleichsaufnahme beider Hüftgelenke, welche auch gleich Aufschluß gibt über die Tiefe der Pfanne und Form des Oberschenkelkopfes.

Aber auch schon *im ersten Lebensjahre* kann die angeborene Hüftverrenkung mit *Röntgenstrahlen* festgestellt werden, wenn nur daran gedacht wird und die Röntgenaufnahme veranlaßt wird. Es ist eine leichte Verkürzung, Beugecontractur, Atrophie und Abduktionsbehinderung des luxierten Beines, welche der Mutter des Kindes oder dem untersuchenden Arzte auffallen. Das Röntgenbild zeigt, daß der verkalkte Knochenkern des verrenkten Kopfes nicht im Radius der Hüftpfanne steht, sondern nach außen und oben verschoben ist, ferner, daß das Pfannendach nicht horizontal, sondern mehr oder weniger steil nach außen oben verläuft. Das Verhalten des Pfannendaches ist wichtig für die Retention des Kopfes nach erfolgter Einrichtung, da beim steilen Pfannendach die Gefahr des neuerlichen Abgleitens des Kopfes in die Luxationsstellung droht.

Die *unblutige Reposition* geschieht in folgender Weise: In Allgemeinnarkose wird das Kind mit der zu reponierenden Seite nahe dem seitlichen Tischrande gelegt, wobei das Becken auf der Gegenseite von einem Assistenten durch Druck auf das in Knie und Hüfte maximal gebeugte Bein fixiert wird. Nun versucht der Operateur durch Druck auf das maximal gebeugte Knie des auch in der Hüfte völlig gebeugten einzurenkenden Beines mit pumpenschwengelartigen Bewegungen den Schenkelkopf dem unteren Pfannenrande zu nähern und durch sich allmählich steigernde Abduktion in mittlerer Beugestellung zum Einspringen in die Pfanne zu bringen, was deutlich fühlbar und meist auch hörbar ist. Dabei werden die sich anspannenden Adduktoren am Schambein durch Daumendruck gedehnt bzw. eingerissen. Daß die Repositionsmanöver, namentlich bei kleinen Kindern, mit großer

Vorsicht und „Gefühl" gemacht werden müssen, um eine Fraktur oder Epiphysenlösung zu vermeiden, ist selbstverständlich.

Ist die Reposition der einen Seite gelungen, so wird bei doppelseitiger Verrenkung nun die andere Seite in gleicher Weise reponiert. Ist auch das geschehen, so wird nach *Röntgenkontrolle* das Kind mit gebeugten Hüften und in maximaler Abduktion auf eine schmale Beckenstütze gelegt und nach leichter Wattepolsterung, die mit einer Calicotbinde angewickelt wird, ein *doppelseitiger Gipsverband* angelegt und gut anmodelliert. Er umfaßt das ganze Becken, beide Oberschenkel und am luxierten Bein auch das Kniegelenk bis zur Mitte der Wade. Am nicht luxierten Bein hört er knapp oberhalb des Kniegelenkes auf. In der Mitte wird eine hinreichend große Öffnung für Genitale und After ausgeschnitten, bzw. freigelassen. Da der Verband einige Monate halten soll, wird er entsprechend dick (ca. $1^1/_2$ bis 2 cm) gemacht und durch eingelegte Holzspäne (Schusterspan) verstärkt.

Die *Schmerzen* nach der Reposition sind nicht gering und werden durch Ditonal-, Pyramidon- oder Cibalgin-Zäpfchen bekämpft. Die *Harnentleerung* bietet manchmal Schwierigkeiten. Die Füße müssen wegen Schwellung und Beweglichkeit kontrolliert werden. Nach einigen Tagen kann mit dem Aufstellen und Gehversuchen (längs des Bettgitters) begonnen werden. Größere Kinder schieben außerhalb des Bettes einen Stuhl vor sich her oder einen vierbeinigen Bock mit zwei Griffen zum Anhalten. Das Gehen soll fleißig geübt werden, um einer Muskelatrophie vorzubeugen.

Die *blutige* Reposition (nach *Ludloff*) haben wir nur in wenigen Ausnahmen teils mit, teils ohne Erfolg versucht.

Der Gipsverband kann bei Säuglingen durch ein *Spreizband* ersetzt werden. Die Beugung der Oberschenkel in extremer Abduktionsstellung (Froschstellung) wird nach gutem Einschnappen des Kopfes bei der Reposition und günstiger Pfannenbildung von 3 zu 3 Monaten etwas gemildert und nach 9- bis 12monatiger Behandlung wird die Fixation ganz weggelassen. Unter Bädern, Gehübungen und Röntgenkontrolle kehren die Beine zur Parallelstellung zurück, was durch Zusammenbinden über Nacht beschleunigt werden kann. Bei flachem Pfannendach empfiehlt es sich, nach

Hüftbeschwerden, angeborene Hüftverrenkung.

Entfernung des Gipsverbandes noch einige Monate ein Spreizband tragen zu lassen.

Das *Hinken* entsteht, wenn das Bein im ganzen kürzer ist oder durch eine Beugestellung im Hüft- und Kniegelenke verkürzt wird. Ist das Kniegelenk gesund und frei beweglich, so ist die Beugestellung in der Hüfte als eine Schonungsstellung aufzufassen, weil die vollständige Streckung im Hüftgelenke schmerzhaft ist. Die Ursache dafür kann liegen im Hüftgelenke selbst *(Coxitis)*, in den umgebenden Weichteilen *(Psoas, inguinale oder femorale Lymphdrüsen)* oder in einem entzündlichen Prozeß im Unterbauch *(Appendicitis, iliacale Lymphdrüsen)*.

Besteht ausschließlich eine Beugekontraktur, d. h. sind ausschließlich die passiven Streckbewegungen in der Hüfte gesperrt, die passiven Beuge- und Rotationsbewegungen aber frei, ohne Schmerzen ausführbar, so ist eine Erkrankung des Hüftgelenkes selbst unwahrscheinlich.

Die häufigste Ursache der *symptomatischen akuten* Hüftkontraktur bei größeren Kindern ist die *akute Lymphadenitis femoralis*, wie sie im Anschlusse an eine infizierte Wunde des Beines, Impetigo, Erysipel vorkommt. In jedem solchen Falle von schmerzhafter Anschwellung der Oberschenkel-Lymphdrüsen ist das ganze Bein zu untersuchen. Manchmal ist der Ausgangsherd (Wunde, Impetigo) schon abgeheilt, und nur eine zarte frische Narbe deutet ihn noch an. Ebenso ist bei *inguinaler* Lymphadenitis das äußere Genitale, der Damm und die ganze Gesäßgegend nach einem Eiterherd (Furunkel, Abszeß usw.) abzusuchen.

Fehlen entzündliche Erscheinungen an den subcutanen Lymphdrüsen, so können die entzündeten iliacalen Lymphdrüsen oder eine akute retrocoecale Appendicitis oder ein von einer der beiden Erkrankungen ausgehender Abszeß die Ursache sein. Auch ein höher ober dem Psoas anliegender Abszeß (paranephritischer Abszeß oder Senkungsabszeß von einer Spondylitis) kann eine Psoas-Kontraktur hervorrufen.

Die *rasch* einsetzende Gelenkssperre für alle Bewegungen finden wir an der Hüfte bei der *akuten rheumatischen* und *infektiösen Arthritis* und bei der *akuten Osteomyelitis des Schenkelhalses*. Im Säuglingsalter ist die Coxitis, die mit hohem Fieber einhergeht, und bald zu entzündlicher Schwellung der Umgebung des Gelenkes führt, eine eiterige, wovon man sich durch Probepunktion (oberhalb des großen Trochanters in der Richtung des Schenkelhalses) überzeugen kann. Innerhalb einer Woche entwickelt sich ein *subglutaealer Abszeß,* der zu inzidieren ist. Wir machen eine Inzision an der am meisten fluktuierenden Stelle, suchen mit der eingeführten Kornzange unter Schonung des Nervus ischiadicus den weitesten Gegenpunkt und ziehen nach Gegeninzision ein nicht zu dünnes, gelochtes Gummidrain durch. Die Ausheilung erfolgt beim Säugling meist mit voller Beweglichkeit, da die Knorpeldestruktion bei dem raschen Verlauf der Eiterung in diesem Alter gering ist.

Für die *chronische* Beugekontraktur der Hüfte kommt in erster Linie der *Senkungsabszeß (Psoasabszeß)* infolge tuberkulöser Caries der Lenden- oder Brustwirbelsäule in Betracht. Man fühlt dann auf dem Darmbeinteller eine längliche, unverschiebliche, fluktuierende Geschwulst, welche sich unter dem Poupartschen Bande durch die Lacuna musculorum hindurch auf den Oberschenkel fortsetzen kann und schmerzlos ist. Die Probepunktion in der Fossa iliaca mit nicht zu dünner Nadel ergibt sterilen Eiter.

Langsam, im Verlaufe von Wochen zunehmendes Hinken mit Einschränkung aller extremen Bewegungen, insbesondere der Abduktion im Hüftgelenke, finden wir bei der beginnenden *tuberkulösen Coxitis.* Um das Ausmaß der Bewegung als Einschränkung beurteilen zu können, ist es nötig, sie mit der Beweglichkeit der gesunden Seite zu vergleichen. In späteren Stadien ist die *muskuläre Gelenkssperre* eine vollständige, das Becken geht bei jeder Bewegung des kranken Beines mit. Wenn eine Heilstättenbehandlung nicht rasch durchführbar war, wurde das erkrankte Hüftgelenk in einem Extensionsverband ruhiggestellt, bis die Beugekontraktur behoben war, später in Narkose eine Gipshose, welche das ganze Becken umfaßte und bis zum Knie oder Sprunggelenk reichte (mit Gehbügel), angelegt.

Mit der tuberkulösen Coxitis kann die klinisch anfangs ähnlich verlaufende *Perthessche Erkrankung des Schenkelhalses (Osteochondritis deformans juvenilis coxae)* verwechselt werden. Meist handelt es sich um gutgenährte Mädchen zwischen dem 8. bis 12. Lebensjahre. Das Röntgenbild zeigt eine Verbiegung des Schenkelhalses im Sinne einer Coxa vara und eine Deformation des Schenkelkopfes. Sie scheint durch eine innersekretorische Störung bedingt zu sein.

Mit ihr verwandt scheint die bei Jugendlichen manchmal vorkommende *Epiphysenlösung des Schenkelkopfes* zu sein, bei welcher der Prozeß in der Epiphysenfuge des Femurkopfes beginnt, so daß schließlich schon ein kleines Trauma (ein Fehltritt, ein sonst harmloser Sturz) genügt, um die Kopfkappe vom Schenkelhals ganz zu lösen und die klinischen Erscheinungen einer medialen Schenkelhalsfraktur hervorzurufen.

Bei der *Perthes*schen Erkrankung suchen wir den Schenkelhals durch eine *Gipshose* oder einen *Stützapparat* zu entlasten und den Organismus durch Kalk- und Vitaminpräparate zu stärken.

Die *Epiphysenlösung* des Schenkelkopfes bedarf aber einer regelrechten *Einrichtung* durch starke Einwärtsrotation bei gebeugtem Knie und Abduktion im Hüftgelenke (nach *Böhler*), Fixation im großen Gipsverbande, der das ganze Bein, Hüfte und Brustkorb umfaßt, durch 10 bis 12 Wochen.

Die Prognose beider Erkrankungen ist eine günstige.

IX. Erkrankungen der Harnwege.

Harnbeschwerden.

Gegen die *Enuresis nocturna* wurden die bekannten Mittel wie Einschränkung der Flüssigkeitsaufnahme am Abend, Psychotherapie mit Tinctura Chinae vor dem Schlafengehen, Beseitigung einer Phimose oder Conglutination, epidurale Injektionen von Kochsalz- oder Novocainlösung teils mit, teils ohne Erfolg angewendet.

Die *akute Cystitis,* gewöhnlich durch Bacterium coli verursacht, spielt eine gewisse Rolle, namentlich bei Mädchen, bei der Differenzial-Diagnose gegenüber einer akuten Appendicitis. Auf Urotropin, Prontosil tritt meist eine Heilung des Blasenkatarrhs ohne lokale Behandlung ein.

Bei Unterbrechung des Harnstrahls oder chronischen Blasenbeschwerden denke man an *Harnsteine,* die fast immer von der Niere herabkommen, in jedem Alter vorkommen, und lasse ein Röntgenbild von Nieren, Harnleitern und Blase anfertigen. Der Befund von roten Blutkörperchen im Harnsediment wird den

Verdacht bekräftigen; ein in unseren Gegenden seltenes Krankheitsbild, bei Kindern aus Ungarn und den südlichen Ländern (Kroatien, Dalmatien, Griechenland) nicht eben selten.

Niere und Nierengeschwülste.

Die eine Niere kann an normaler Stelle in der Lendengegend liegen, die andere tief unten nahe dem kleinen Becken *(Beckenniere)*. Oder es kann eine *Hufeisenniere* bestehen oder überhaupt nur eine Niere *(Solitär-Niere)* vorhanden sein.

Vor Exstirpation einer Niere hat man sich daher entweder durch das *Pyelogramm* oder bei offener Bauchhöhle durch *Palpation* von der Anwesenheit einer zweiten Niere zu überzeugen. Wichtig zu kennen ist auch die *extravesicale Mündung* (in der Umgebung des äußeren Genitales) eines meist *überzähligen Harnleiters*, was Harnträufeln zur Folge hat. Bei Mündung in der Nähe des Afters wird der secernierende Gang manchmal für eine Mastdarmfistel gehalten.

Von Geschwulstbildungen sahen wir relativ am häufigsten die *Hydronephrose*, gewöhnlich in einem Stadium, wo vom Nierenparenchym gar nichts oder fast gar nichts mehr übrig war. Die nächst häufigste Art war die *Nierenzyste*, welche sich in einem Nierenpol zu Mannsfaustgröße entwickelt hatte, so daß von der Niere nicht viel funktionsfähiges Gewebe mehr da war. Bei der äußeren Untersuchung war dann die Unterscheidung von einer Hydronephrose meist nicht möglich. Selten ist die *Zystenniere*, welche gewöhnlich doppelseitig auftritt. Von echten Geschwülsten sahen wir *Mischgeschwülste (Rhabdomyosarcome)* und *Rundzellensarcome*.

Zur Untersuchung gelangen Nierengeschwülste meist erst, wenn sie durch ihre Größe den Eltern des Kindes oder dem Arzte auffallen. Sie sind dann als einseitige, retroperitoneale Geschwülste zu erkennen; sie stellen überhaupt die häufigsten Bauchgeschwülste bei Kindern. Neben der selbstverständlichen Harnuntersuchung ist in jedem Falle die *intravenöse Pyelographie* (Uroselektan) anzuschließen. Das Pyelogramm läßt dann meist weitere Schlüsse zu. Die Oberfläche der zystischen Geschwülste ist glatt, ihre Konsistenz prall elastisch, fluktuierend. Derbe Tumoren (Sarcome der Niere) der linken seitlichen Bauchgegend unterscheiden sich von einem Milztumor durch die höckerige Oberfläche und das Fehlen der Inzisuren am vorderen Milzrand, der beim Milztumor meist gut zu palpieren, zu unterfahren ist. Während für die großen Hydronephrosen, Nierenzysten und Tumoren der Niere meist nur die *Nephrektomie* in Frage kommt, ist sie wegen der Doppelseitigkeit der Erkrankung und der günstigen konservativen Erfolge mit der *Ignipunktur (Payr)* bei der *Zystenniere* (polyzystische Nierendegeneration) kontraindiziert. Nach Freilegung einer Zystenniere sind die einzelnen Zystchen mit dem spitzen Thermokauter zu sticheln, wodurch dem zunehmenden Schwund des Nierenparenchyms einigermaßen Einhalt geboten wird.

Nierensteine.

Auf *Nierensteine* wird man aufmerksam, wenn solche beim Urinieren durch die Blase und Harnröhre abgehen. Das kann schon im 2. Lebensjahre vorkommen. Bei größeren Kindern können wiederholte Schmerzanfälle in der Lendengegend oder Nabelgegend bei normalem Wurmfortsatz, ferner blutiger Harn den Verdacht auf Nierensteine lenken und eine Röntgenaufnahme veranlassen. Zu einer Operation der Nierensteine wird man sich erst im späteren Lebensalter entschließen, oder wenn eine eiterige Infektion (Pyonephrose) dazu drängt. Blasensteine haben wir schon im Alter von $1^1/_2$ Jahren durch Sectio alta mit gutem Erfolg entfernt.

X. Erkrankungen des Mastdarmes.

Über Atresia ani siehe das Kapitel „Angeborene Anomalien des Afters".

Ein schmerzhaftes und oft übersehenes Leiden ist der Einriß am After, die *Fissura ani*. Sie entsteht bei zarter, leicht zerreißlicher Afterschleimhaut und Überdehnung des Afters durch zu große oder harte Kotknollen. Das Kind klagt über Schmerzen beim Stuhlgang, es hält den Stuhl zurück, der dadurch wieder härter wird, ein Circulus vitiosus. Beim Stuhlgang gehen einige Tropfen Blut ab.

Bei Stuhlregelung durch *Gleitmittel* (Paraffinöl, Agarol), *Sitzbädern* nach dem Stuhlgange, eventuell mit Eichenrindeabkochung heilen die Einrisse meist ohne lokale Behandlung. In hartnäckigen Fällen betupfen wir den Einriß (unter guter Assistenz) mit reinem *Cehasol* (1- bis 2tägig) oder führen abends ein weiches Cehasol-Zäpfchen (Torpedo) ein. Schließlich kommt eine vorsichtige Schließmuskeldehnung (nach *Recamier*) in Betracht, doch haben wir hiezu nie Veranlassung gehabt. Die vielen angepriesenen Haemorrhoidalsalben, mit denen meistens nur das Gesäß eingeschmiert wird, lassen in Stich, wenn sie nicht mit der Fissur selbst in Berührung kommen.

Häufig wird *Blutabgang ohne Schmerzen* beim Stuhl des Kindes von den Eltern angegeben, blutige Streifen am Kot, manchmal auch eine himbeerähnliche rote Geschwulst im After gesehen. Der untersuchende Finger findet dann einen oder auch mehrere *Polypen* von Haselnuß- bis Kirschengröße, die oft 10 cm über dem After sitzen und beim Stuhlgang durch Lockerung der Schleimhaut vor den After gepreßt werden können. Ein negativer digitaler Befund bei einer vollen Ampulle läßt einen Polypen noch nicht ausschließen. Es handelt sich meist um Drüsenpolypen, die außerordentlich weich sind und erst nach Entleerung des Darmes zu tasten oder zu sehen sind. In seltenen Fällen können sie die Ausläufer einer Darmpolyposis sein.

Der *Abbindung* geht eine 1- bis 2tägige Vorbereitung mit schlackenfreier Kost, Darmentleerung mit Ricinusöl und Einläufen, kleine Opiumgabe (1 bis 3 Tropfen) vor der Operation voraus.

In Narkose wird mit einem rinnenförmigen Scheidenspeculum (hinteres Blatt) und einem vorderen Scheidenspatel (Bajonett) die Ampulle zur Ansicht gebracht, der Polyp mit einer schmalen Klemme *unter* dem Stiel gefaßt und leicht vorgezogen (der dünne Stiel reißt leicht ab!), in der Schleimhaut unterhalb der Klemme mit Seide mit oder ohne Durchstechung abgebunden und der Stiel mit dem Thermokauter oder Messer abgetragen. Ein dünner antiseptischer Gazestreifen wird an die Stelle gelegt, Opium und schlackenfreie Kost werden noch 2 bis 3 Tage gegeben.

Manchmal kommt es zum spontanen Abreißen des Polypen vom Stiele und stärkerer Blutung in den Darm, die aber gewöhnlich von selbst steht, sonst mit Calcium-Clauden und Stopfrohr zu bekämpfen wäre. Bei Abgang des Polypen nach Stieltorsion wird die Blutung geringer sein. Oft ist hiemit eine Radikalheilung verbunden, doch können die Polypen nach Abstoßung vom Stiel her wieder nachwachsen.

Mastdarmvorfall.

Häufig ist im frühen Kindesalter (2 bis 4 Jahren) der *Mastdarmvorfall*, der entweder durch gewohnheitsmäßig zu langes Sitzen auf dem Topf und andauerndes Pressen sich einstellt, nicht selten aber auch durch den Stuhlzwang bei Durchfall ausgelöst werden kann. Im ersteren Falle ist das lange Topfsitzen abzustellen, eventuell durch Gleitmittel (Paraffinöl, Agarol), nicht durch Abführmittel, eine Erleichterung und Beschleunigung des Stuhlganges zu erstreben, im letzteren Falle ist die Ursache, der Darmkatarrh mit Diät, Wärme und Tannalbin, Adsorgan usw. zu behandeln.

War der Vorfall ein *einmaliger,* so wird nach Reposition in Bauchlage, eventuell in Beckenhochlagerung ein 5 cm breiter Heftpflasterstreifen quer über die zusammengepreßten Gesäßbacken so geklebt, daß der Vorfall nicht mehr austreten kann, und eine Woche belassen. Der Stuhl kann dabei vor und hinter dem Streifen entleert werden. Das Kind kann damit auch gebadet werden. Kommt es nach Entfernung des Pflasterstreifens und trotz allgemeiner Maßnahmen wieder zum Vorfall, so legen wir einen *subcutanen Drahtring nach Thiersch* ein. Dieser hat uns die besten Dauerresultate gegeben.

Der Eingriff ist ein einfacher und radikaler. Nach 2tägiger Vorbereitung mit schlackenfreier Kost und Darmentleerung wird nach Opiumgabe (3 bis 5 Tropfen je nach dem Alter des Kindes) in Narkose das Kind in Steißrückenlage gebracht und nach gründlicher Desinfektion der Aftergegend 1 cm vor dem After ein $1/2$ cm großer, etwas tieferer Einschnitt gemacht, gegenüber hinter dem After ein gleicher und durch den vorderen Einschnitt mit einer stark gekrümmten Troikartnadel ein rostfreier Draht so um den After herumgeführt, daß man die Nadel vorübergehend beim hinteren Einschnitt aussticht und an derselben Stelle wieder einsticht, bis das zweite Drahtende zur vorderen Wunde herausgeleitet werden kann. Nun werden beide Enden mit Klemmen gefaßt und die Drahtschlinge über einem in den Darm eingeführten Hakengriff von Kleinfingerstärke mäßig fest zusammengedreht, 1 cm lang abgeschnitten und die Enden gegen den Beckenboden eingedreht. Die beiden kleinen Hautwunden werden mit je einer Catgutnaht geschlossen und mit Mastisolfleckchen verklebt. Bettruhe. Das Kind erhält noch 2 Tage Opium und schlackenfreie Kost, keine Milch. Nach 3 Tagen der erste Stuhl-

Mastdarmfisteln. Haemorrhoiden.

gang, keine Bäder, 7 Tage Bettruhe. 4 bis 5 Tage nach dem Eingriff können die beiden Catgutnähte entfernt werden. Es ist wichtig, den Draht nicht zu oberflächlich unter der Haut herumzuführen und die Drahtenden gut zu versenken, da sonst leicht Decubitus mit Infektion des Stichkanales eintritt und der Draht, den wir gewöhnlich 8 bis 12 Monate liegen lassen, vorzeitig entfernt werden muß. Wir sahen bei Entfernung des Drahtes nach 6 Monaten noch Rückfall. In Anbetracht der Enge des Afterringes muß für regelmäßige und weiche Stuhlentleerung gesorgt werden. Ein jahrelanges Belassen des Ringes kann durch Kotstauung verhängnisvoll werden.

Mastdarmfisteln bleiben manchmal nach Inzision einer Periproctitis oder Durchbruch eines perianalen Abszesses in den Darm zurück. Sie können *komplett* oder *inkomplett* sein, verlaufen meistens innerhalb des Sphincters und werden auf der durchstoßenen Hohlsonde, deren Spitze man zum After herausleitet, mit dem Thermokauter gespalten.

Auch *angeboren* können Mastdarmfisteln vorkommen. Ich sah drei solche feine, submuköse, inkomplette, kurze Fisteln bei einem einjährigen Kinde, die angeblich schon bei der Geburt gefunden worden waren. Sie wurden auf der Sonde gespalten.

Echte *Haemorrhoiden* kommen bei Kindern in jedem Alter, wenn auch selten, vor und machen erst Beschwerden, wenn Knoten thrombosiert sind. Die Behandlung besteht in Burow- oder Kamillenumschlägen; zu einer Operation oder Verödung hatten wir nie Veranlassung. Was von Laien gewöhnlich für Haemorrhoiden gehalten wird, ist in der Regel eine Afterfissur, welche die Blutungen und Schmerzen macht.

Nicht selten sind bei Kindern *periproctale Entzündungen* und Abszesse, die je nach Lage und Ausdehnung pararectal oder radiär inzidiert werden.

Über *Fremdkörper* im Mastdarm siehe das Kapitel „Fremdkörper". Sie können auch manuell eingeführt (Thermometerteile) oder im Wege der Pfählung (Holzstücke) eingedrungen vorkommen. Bei jeder auffallend lange dauernden Eiterung aus dem Mastdarm hat man nach einem Fremdkörper zu fahnden.

Stich- oder *Rißwunden* im Mastdarm sind besser mit antiseptischen Gazestreifen locker zu tamponieren als zu nähen.

XI. Eiterungsprozesse.

Furunkel, Karbunkel, Abszesse und Phlegmonen.

Wirkliche Furunkel kommen in der Regel erst bei größeren Kindern vor; ebenso Karbunkel, die bei Jugendlichen überhaupt sehr selten sind. Die sogenannten *Furunkel bei Säuglingen* sind schlaffe subcutane Abszesse, die man durch Stichinzision oder mit dem spitzen Thermokauter entleeren kann. Es genügt dann ein Salbenfleck und ein öfteres Lüften mit der Knopfsonde zur Heilung.

Echte Furunkel (mit Pfropf) kann man mit einer Zugsalbe (Ilon-Salbe, Vulpuran rot, Casalgin oder Diachylon-Salbe) und Wärme (Thermophor, Solluxlampe) erweichen, bis der nekrotische Pfropf sich gelöst hat, nach dessen Entfernung der Furunkel meist rasch heilt. Furunkel *im Gesicht* an Wange, Lippen, Nase soll man nie mit dem Messer inzidieren, sondern entweder einer Röntgenbestrahlung zuführen oder mit dem spitzen weißglühenden Thermokauter sticheln, wobei man nach dem Einstich den Kauter eine Sekunde im Furunkel stecken läßt. Bei Furunkeln über größeren Gefäßen, über Sehnen oder Gelenken, an den Fingern benützt man zum Öffnen besser das Messer.

Der *Karbunkel* (Furunculus compositus), welcher sich durch das Auftreten mehrerer Eitergänge und breite Infiltration charakterisiert, läßt sich nicht „aufzeitigen" weder durch Zugsalben, noch durch Wärme, sondern muß immer operiert werden. Er wird entweder kreuzweise bis ins Gesunde (ein Querfinger breit über das Infiltrat hinaus) gespalten und das infiltrierte, von Eiterpunkten durchsetzte Gewebe subcutan samt den nekrotischen Ecken mit der Hohlschere herausgeschnitten. Nach Stillung der oft beträchtlichen Blutung mit Schiebern, Umstechungen und Kompression wird die Wunde breit mit antiseptischer Gaze austamponiert, darüber trocken verbunden. Erst nach 24 bis 48 Stunden wird der stark durchblutete erste Verband bis auf den Tampon entfernt und durch einen feuchten Verband mit essigsaurer Tonerde oder $3^0/_0$igem Borwasser ersetzt. Der Tampon bleibt bei normalem Verlaufe (die Umgebung darf nirgend mehr infiltriert oder druckschmerzhaft sein!) eine Woche liegen und fällt dann meist von selbst heraus, worauf man eine größtenteils granulierende Wunde vor sich hat. Noch eiterig belegte Stellen reinigen sich rasch nach Einstreuen von Harnstoffpulver (Urea pura). Man legt nun einen mit Philonin-Salbe (Casalgin, Unguentolan) beschmierten Gazetampon in die Wunde und darüber trockenen Verband. Bei genügend großer Inzision muß der Patient schon in den nächsten Tagen nach dem Eingriff fast schmerzfrei sein. Bei einem Weiterschreiten der Infiltration (nach ungenügender Inzision) ist meist eine neuerliche Operation nötig. Die Heilung eines mittelgroßen Karbunkels (von 5-Markstück-Größe) dauert gewöhnlich 4 bis 8 Wochen. Sollte die Heilung nicht recht vorwärts gehen, so versäume man nicht, auf *Blutzucker* zu untersuchen. Der *Harn* soll in jedem Falle eines Karbunkels oder einer längerdauernden Furunkulose auf *Zucker* untersucht werden.

Wann soll man breit, wann nur stichförmig inzidieren? *Breit* öffnen muß man in allen Fällen wo die eiterige Einschmelzung noch nicht weit gediehen ist, also bei *Karbunkel* und *Phlegmonen, phlegmonöser Lymphadenitis,* um das Gewebe von Eitererregern zu entlasten. Einen großen schwappenden Abszeß kann man mit einer oder noch besser zwei kleineren Inzisionen (an den äußersten Polen) entleeren. Man öffnet an dem einen Abszeßrande, geht mit einer gebogenen Kornzange ein, worauf man auf ihre Spitze einschneiden und sie durchstoßen kann und mit ihr ein vorbereitetes Gummidrain durchzieht.

Während man inzidierte Phlegmonen mit Gaze tamponiert, einen Tampon 5 bis 7 Tage, je nach dem Alter des Kindes, liegen läßt und nach der Inzision trocken, in den nächsten Tagen feucht verbindet, kann man bei gut eingeschmolzenen Abszessen, Lymphadenitiden durch Einlegen eines Gummidrains für den Abfluß des Eiters sorgen, da Streifen bei kleiner Inzision meist zu Retention führen.

Subpectorale Phlegmone.

Die *subpectorale Phlegmone,* die man an der Vorwölbung des Pectoralis major und dem Druckschmerz erkennt, geht mit hohem Fieber von der *Vereiterung der tiefen axillaren Lymphdrüsen* aus. Die Ursache ist im Bereiche des Armes der kranken Seite zu suchen; der Eiterherd am Arm kann schon (unter Hinterlassung einer frischen Narbe) geheilt sein. Die Achselhöhle selbst ist oft nur wenig geschwollen, läßt aber in der Tiefe eine schmerzhafte

Resistenz erkennen, die Haut über dem Pectoralis ist meist unverändert, da die dicke Muskelschichte eine Hautrötung und ein entzündliches Oedem verhindert. Die *Inzision* geschieht nicht von vorne durch den Muskel hindurch, sondern hinter dem äußeren Rande des großen Brustmuskels durch einen nicht zu kurzen Längsschnitt von der Achselhöhle her parallel zum Muskelrand. Erstens vermeidet man damit eine Entstellung durch die Schnittnarbe an der vorderen Brustseite, was namentlich bei Mädchen ins Gewicht fällt. Zweitens braucht man nicht durch den dicken großen Brustmuskel durchzugehen, um den Eiterherd zu erreichen, sondern nur durch das Achselfett, und drittens liegt der Abfluß für den Eiter günstiger an der seitlichen und hinteren Wand des Abszesses als an seiner Vorderseite. Eine Verletzung der axillaren Gefäße und Nerven kann man dabei vollkommen vermeiden, da diese dem Oberarm anliegen und gegen das Schlüsselbein ziehen. Nach scharfer Durchtrennung der Haut und der Achselhöhlenfascie wird weiter stumpf in die Tiefe gearbeitet, bis der Eiter plötzlich herausströmt. Nach genügender Dehnung der Abszeßöffnung, daß man je nach der Größe des Abszesses einen oder zwei Finger einführen kann, wird dieser mit einem Streifen locker tamponiert. Man hüte sich, mit dem Finger in der Tiefe grob zu wühlen und Gefäßstränge durchzureißen. Von dem Einlegen eines Gummirohres in die Tiefe möchte ich an dieser Stelle wegen Decubitusgefahr für größere Gefäße lieber absehen.

Phlegmone, Erysipel, Erysipeloid.

Die *Phlegmone* zeigt ein entzündliches Oedem mit unscharf begrenzter Hautrötung; der ihr zugrunde liegende Eiterherd ist druckschmerzhaft. Das Oedem breitet sich an der Stelle des geringeren Gewebswiderstandes aus, bei Hohlhand-Phlegmonen am Handrücken, bei Phlegmonen der Fußsohle am Fußrücken, da die straffe Palmaraponeurose und die Plantarfascie das Vordringen der Schwellung niederhalten.

Das *Erysipel* zeichnet sich durch die scharf begrenzte Hautrötung mit oft wallartigem Rande, flammenförmige Ausläufer längs der Lymphbahnen und frühzeitig auftretende Schwellung der hohen regionären Lymphdrüsen aus (bei der Hand in der Achselhöhle, beim Fuß am Oberschenkel). In schweren Fällen treten haemorrhagische Blasen auf der Haut auf *(Erysipelas bullosum)*; ja es kann sogar zu Hautnekrosen kommen. Der Rotlauf ist sehr wenig oder gar nicht druckschmerzhaft. Er setzt meist mit Schüttelfrost, hohem Fieber und Erbrechen ein. Der Ausgangspunkt ist gewöhnlich eine kleine unscheinbare Verletzung, Schrunde; im Gesichte die Nasenöffnungen bei akutem Schnupfen.

Für das *Erysipeloid (Fleischrotlauf)* ist meist schon die Anamnese charakteristisch. Entweder erfolgte die Verletzung (gewöhnlich am Finger) mit einem rohen Knochen oder einem Messer beim Schneiden rohen Fleisches, oder es wurde mit einer frischen, anderwärts erhaltenen Wunde mit rohem Fleisch gearbeitet. Die scharf begrenzte Hautrötung zeigt einen stark bläulichen Ton und wandert langsam gegen die Mittelhand. Die Haut ist wenig geschwollen, die Temperatur mäßig oder gar nicht erhöht. Auffallend sind die oft sehr heftigen spontanen Schmerzen, welche die Patienten nicht schlafen lassen, während ein Druckschmerz (im Gegensatz zum Panaritium und zur Phlegmone) fehlt.

Wichtig ist zu wissen, daß sowohl von einer Phlegmone ein Erysipel als auch von diesem eine Phlegmone ausgehen kann. Die Streptokokken können eben von der Tiefe in die Haut oder von der Haut in das subcutane Zellengewebe auswandern.

Sei der Einführung des *Prontosils* hat der Rotlauf viel von seinem Schrecken verloren. Während früher alle therapeutischen Maßnahmen unzuverlässig waren, gelingt es jetzt, durch entsprechende Prontosilgaben (intern oder mit Injektion) das Erysipel binnen 2 bis 3 Tagen zum Stillstand und Rückgang zu bringen.

Die akute regionäre Lymphdrüsenentzündung an den Extremitäten.

Sie ist ein im Kindesalter sehr häufiges Leiden, das gewöhnlich von infizierten Verletzungen, Schuhdruck, Impetigo oder Rotlauf ausgeht. Es erkranken am Bein die femoralen, am Arm die axillaren Lymphdrüsen, die Lymphdrüsen in der Kniekehle und Ellenbeuge können auch ab und zu vereitern, doch ist dies selten. Die Erkrankung der inguinalen Drüsen nimmt ihren Ausgang von Infektionsherden am Unterbauch, Gesäß oder äußerem Genitale. Die Eintrittspforte kann oft schon verheilt sein und nur noch eine frische Narbe auf sie hinweisen. Außer der Infektionsquelle ist schuld an der regionären Drüsenschwellung die mangelnde Schonung, bzw. Ruhigstellung der Extremität, was bei Kindern in ihrem Unverstande häufig ist. Die Erreger sind gewöhnlich Staphylokokken, doch kommen auch (namentlich beim Erysipel) Streptokokken vor, in besonderen Fällen, bei tuberkulösen Infektionsherden, Lupus usw., Tuberkelbazillen. Es können auch die femoralen Lymphdrüsen vom Infektionserreger übersprungen werden und erst die iliacalen Lymphdrüsen in Form eines retroperitonealen Abszesses auf dem Darmbeinteller vereitern, was auf der rechten Seite einen appendicitischen Abszeß vortäuschen kann, doch fehlen hier die peritonealen Erscheinungen.

Im Frühstadium gelingt es, durch Ruhigstellung, Bettruhe und Burow-Umschläge, Prontosil, die entzündliche Drüsenschwellung zum Rückgang zu bringen, doch bleibt die befallene Extremität wenigstens eine Woche lang schonungsbedürftig, und es kann bei vorzeitiger Bewegung die Entzündung wieder aufflackern. Bei hohem Fieber haben wir die eiterige Einschmelzung durch Thermophor und Omnadininjektion beschleunigt. Die Heilung nach Inzision und Streifentamponade ging meist rasch vor sich (in 8 bis 14 Tagen).

Akute eiterige Osteomyelitis.

Die *akute eiterige Knochenmarksentzündung (Osteomyelitis)* tritt vorwiegend im Kindesalter auf, am häufigsten zwischen dem 6. und 12. Lebensjahre, befällt meistens die langen Röhrenknochen (am häufigsten Tibia, Femur, Humerus), selten die kurzen und platten Knochen und ist charakterisiert durch heftigste Schmerzen im Krankheitsherd, rasch einsetzendes hohes Fieber und bald (nach 2 bis 3 Tagen) sich entwickelnde akute Entzündungserscheinungen (Rötung, Schwellung, Druckschmerz) um den befallenen Knochen. Erreger ist gewöhnlich der Staphylococcus pyogenes aureus. Sehr häufig ist eine anderweitige Infektion (Angina, Furunkel) vorausgegangen und ein mechanisches Trauma (Stoß, Erschütterung usw.) zu erheben, das auf den später erkrankten Knochen eingewirkt hat. Hat der Prozeß die Metaphyse ergriffen, so tritt häufig eine entzündliche Anschwellung des benachbarten Gelenkes (z. B. Knie-, Sprung-, Schultergelenkes) auf, welche klinisch die ursächliche Knochenerkrankung verschleiern kann.

Akute eiterige Osteomyelitis.

So habe ich gesehen, daß eine typische akute Osteomyelitis des unteren Femurendes mit einem prallen Erguß im Kniegelenk über 3 Wochen nur als „Gelenksentzündung" intern und mit Umschlägen behandelt wurde.

Der Verlauf der akuten Osteomyelitis ist ein sehr verschiedener. Sie kann, namentlich bei kleinen Kindern, trotz frühzeitigen Eingreifens in wenigen Tagen zum Tode führen; wir finden dann gewöhnlich multiple vereiternde Infarkte in der Lunge, frische eiterige Pleuritis und Pericarditis. Oder es entwickelt sich ein größerer subperiostaler Abszeß, der den Knochen umspült, es kommt lokal zu Knochennekrose und der Abstoßung (Sequesterbildung) nach mehreren Wochen oder Monaten, je nach der Dicke des Knochens, oder außerdem noch zu Metastasen in anderen Knochen oder in Lunge, Pleura usw.

Die lokale Behandlung besteht in Ruhigstellung (Schiene) und Frühoperation (Aufmeißelung, Trepanation), die durch Allgemeinbehandlung (Prontosil, Omnadin, Herzmittel) unterstützt wird.

Ich konnte wiederholt beobachten, daß die Diagnose einer akuten eiterigen Osteomyelitis recht spät, eine oder mehrere Wochen nach dem Einsetzen der Krankheitserscheinungen, gemacht wurde. Die Ursache lag meist darin, daß an diese Krankheit, die im Kindesalter durchaus keine Seltenheit ist, gar nicht gedacht wurde. In der Regel ging die Annahme einer akuten Gelenksentzündung oder tiefen Phlegmone voraus, doch dauert es meist mehrere Tage, namentlich bei tief in den Muskeln liegenden Knochen, bis das entzündliche Oedem auf die Weichteile und Haut übergegriffen hat, und die benachbarten Gelenke weisen selbst bei metaphysärer Osteomyelitis selten vor Ablauf einer Woche nach dem Einsetzen der klinischen Erscheinungen eine entzündliche Schwellung durch Exsudation auf, ja sie kann nicht selten ganz fehlen (Calcaneus).

Der *heftige spontane Schmerz* in einem Knochen, der unerträgliche Schmerz *bei Druck* auf denselben oder bei Beklopfen lassen im Zusammenhang mit dem *hohen Fieber* (meist über 40°) auch bei noch unveränderter Haut und Fehlen einer Schwellung die Annahme einer akuten Osteomyelitis als sicher erscheinen. Die entzündliche Schwellung ist, da vom Knochenmark ausgehend, immer eine *zirkuläre* um den Knochen, wenn sie auch

Akute eiterige Osteomyelitis.

bei exzentrisch gelegenen Knochenabschnitten nicht immer als solche zum Ausdruck kommt. Dadurch ist sie von der *Phlegmone* zu unterscheiden, welche sich immer *der Länge nach* in den Gewebsschichten ausbreitet. Die Röntgenaufnahme zeigt vor Ablauf der ersten Woche meist keine verwertbaren Veränderungen am Knochen, mitunter ist durch Vergleichsaufnahme mit der gesunden Seite ein Verwischtsein der Spongiosa-Struktur festzustellen. Periostale Auflagerungen, zentrale Einschmelzung sind meist erst nach mehreren Wochen zu sehen. Immer aber ist dann schon der subperiostale Abszeß durch schmerzhafte, pralle Anschwellung und Fluktuation nachzuweisen. Bei längerer Dauer durchbricht das Eiter das Periost und breitet sich unter der Haut oder Muskelschichten aus, wo er einen schwappenden Abszeß mit tiefer Fluktuation bilden kann. *Tiefe submuskuläre Abszesse* an den Gliedmaßen müssen im Kindesalter immer den Verdacht erwecken, daß eine eiterige Osteomyelitis der Ausgangspunkt gewesen sein kann, und man hat bei der Inzision nach dem vom Periost entblößten Knochen zu suchen. Ein solcher Abszeß kann unter der tiefen Wadenmuskulatur auftreten und von der Hinterseite des entzündeten Femur ausgehen.

Die *Indikation* zur *Operation* ist namentlich bei schwerem Allgemeinzustande immer eine *dringliche,* zumindest soll durch Spaltung der Weichteile dem Eiter Abfluß geschaffen werden. Die Operation besteht in Aufmeißelung der Markhöhle, soweit die Eiterung reicht, und lockerer Tamponade. Daß bei der Inzision wichtige Sehnen, Nerven und Gefäße geschont werden müssen, ist wohl selbstverständlich. Ist der Eingriff nicht nahe dem Schulter- oder Hüftgelenk vorzunehmen, so wird an der erhobenen Gliedmaße möglichst proximal eine Gummibinde angelegt und unter Blutleere die Tibia an ihrer Vorderfläche, Fibula, Femur oder Humerus an ihrer Außenseite eröffnet. Am Fibulaköpfchen achte man auf den sich herumschlingenden N. peroneus, am Humerus auf den N. radialis, der sich zwischen mittlerem und unterem Drittel des Oberarmes von hinten her um den Knochen legt.

Ist die (nicht zu kurze!) Längsinzision bis auf das Periost vorgedrungen, so findet man dieses durch Eiter vom Knochen abgehoben oder zumindest gelockert und nach seiner Spaltung darunter den blanken weißen oder bläulich verfärbten Knochen.

Mit einem breiten Hohlmeißel beginnt man nun von oben und unten her die Markhöhle aufzumeißeln, wobei man auch von vorne und hinten her die Corticalis besser mit einem breiten Hohlmeißel wegnimmt und vermeide, mit einem geraden Meißel Fissuren im Knochen zu erzeugen, in deren Spalten die Eiterung sich weiter ausbreitet. Die vereiterte Spongiosa und das Mark werden mit einem großen scharfen Löffel grob ausgeräumt und mit Tupfern ausgewischt. Ein wirklich exaktes Auskratzen machen wir nicht, um den Knochen nicht zu schädigen.

Die Trepanation soll einen breiten Zugang zur Markhöhle schaffen und bis zum makroskopisch gesunden Mark vorstoßen, doch hüte man sich, mehr als ein Drittel des Knochenumfanges zu entfernen, da sonst Frakturgefahr entsteht. Auch muß der Knochen beim Meißeln durch die unterlegte Faust des Assistenten gestützt sein, da sonst, namentlich bei nicht sehr scharfem Meißel, leicht eine Biegungsfraktur erzeugt werden kann. Man achte auch darauf, die Epiphysenfugen nicht anzumeißeln oder mit dem scharfen Löffel durch den Epiphysenknorpel in das Gelenk nicht durchzustoßen. Nach provisorischer Tamponade wird die Gummibinde gelöst, die Tamponade entfernt, spritzende Gefäße werden unterbunden, die parenchymatöse Blutung aus Knochen und Muskeln durch Eingießen von $3^0/_0$igem Wasserstoffsuperoxyd beruhigt und die Markhöhle mit einem antiseptischen Gazestreifen (wozu wir gewöhnlich Vioformgaze nehmen) ausgelegt. Die Weichteilwunde wird mit der gleichen oder weißen Gaze tamponiert. Genäht wird nichts; die Wunde bleibt in ihrer ganzen Länge offen. Trockener Wundverband und gepolsterte Schiene zur Ruhigstellung der benachbarten Gelenke beenden den Eingriff. Beim Anlegen des Verbandes muß die Gliedmaße extendiert und gut gestützt sein, und vermeide man Hebel- und Rotationsbewegungen, da sonst leicht ein Bruch des geschwächten Knochens entstehen kann.

Bei Absinken der Temperatur, die meist nicht immer gleich nach der Operation zur Norm zurückkehrt, oft erst nach Wochen, bleibt der Verband einige Tage liegen, dann werden die stark durchbluteten Verbandschichten erneuert, eventuell wird feucht (mit $3^0/_0$igem Borwasser) verbunden. Mit der Lockerung und allmählichen Entfernung der Tamponade beginnen wir erst eine Woche nach der Operation.

Behandlung des Pleuraempyems.

Während beim *nicht tuberkulösen* Pleuraempyem der größeren Kinder die *Thoracotomie*, primär oder nach vorangegangener *Heberdrainage* (nach Bülau), als notwendige Operation fast allgemein anerkannt ist, ist die Behandlung des Empyems beim *Säugling* und Kleinkinde noch umstritten. Gewiß ist das Verfahren, mit *wiederholten Punktionen* der Pleura Lunge und Herz zu entlasten, sehr schonend, führt auch manchmal zum Ziele. Die Heberdrainage hat in diesem Alter wegen der Enge der Intercostalräume und Unruhe der Patienten ihre Schwierigkeiten. Zum Schlusse kommt es doch meist zur Thoracotomie. Wichtig ist nur, daß dieser Eingriff nicht zulange hinausgeschoben wird, da er doch einige Resistenz des Herzens erfordert. Während die *metapneumonischen (Diplokokken-) Empyeme* meist eine gute Prognose geben, ist die der sogenannten *abszedierenden Pneumonien,* die wir als vereiterte Staphylokokken-Infarkte auffassen, bei deren Durchbruch in die Pleura meist auch ein *Pneumothorax* eintritt, meist eine schlechte.

Der Eingriff ist wegen der meist gleichzeitigen oder vorangegangenen Lungenerkrankung, wenn möglich, mit *Lokalanästhesie* auszuführen, was uns wiederholt auch bei kleinen Kindern gelungen ist. Ist nach einer längeren Heberdrainage oder wiederholten Punktionen das Operationsfeld ekzematös oder phlegmonös, muß man von der lokalen Injektion absehen und den Eingriff mit Ätherrausch ausführen, der von einem Luminalzäpfchen oder einer Pantoponinjektion unterstützt wird. Eine Codeingabe vor der Operation lindert sehr den quälenden Hustenreiz, der nach Inzision der Pleura infolge des Pneumothorax auftritt. Der Eiter darf nur langsam in kleinen Partien abgelassen werden. Wir legen nach der Rippenresektion einen längeren, breiten, mehrfach gelegten Vioformstreifen in die Pleurahöhle ein, der diese locker ausfüllt, und wie ein Exspirationsventil wirkt, so daß der entstandene Pneumothorax sich bald wieder verkleinert. Der eingeführte Fremdkörper beschleunigt auch die Abstoßung der oft breiten und dicken Fibrinmembranen und die Reinigung der Eiterhöhle. Er bleibt bei fieberfreiem Verlaufe eine Woche liegen, wird bei dem Verbandwechsel nur etwas gelockert und erst vom 8. Tage an jedesmal etwas gekürzt, so daß er ca. 2 Wochen nach dem Eingriff ganz entfernt ist.

Wir haben gefunden, daß der operativ gesetzte Pneumothorax so besser vertragen wird, als wenn man gleich ein dickes Gummirohr einlegt, wodurch das Mediastinalflattern begünstigt wird. Im Heilungsverlaufe eines größeren Pleuraempyems vergesse man nicht, rechtzeitig (von der 4. Woche post op. an) einer *Skoliose* infolge Schrumpfung der Pleuraschwarte vorzubeugen. Wir lassen den Arm der kranken Seite über den Kopf schlagen und den Kopf dabei nach der gesunden Seite hin beugen. Auch Hänge- und Kriechübungen (nach *Klapp*), rhythmisches Turnen sind nach der völligen Wundheilung zu empfehlen.

XII. Chirurgische Tuberkulose.

Behandlung der Lymphdrüsentuberkulose.

Multiple kleine Lymphdrüsen, die auf Tuberkulose verdächtig sind, da eine andere Ursache nicht nachzuweisen ist und die Hautreaktion eine positive ist, werden der Allgemeinbehandlung zugeführt. Vor allem Besserung der häuslichen hygienischen Verhältnisse, trockene, sonnige Wohnung, gute Luft, Landaufenthalt in trockener, nadelwaldreicher Gegend, Höhenklima, Besserung der Ernährung, vitaminreiche Kost, Lebertran, Eisenarsenkur, Jodeisensyrup, Höhensonnenbestrahlung.

Bei einzelnen größeren Drüsen, die zentral erweicht erscheinen, wird dieser Prozeß durch Wärme (warme Jodwasserumschläge, Profundusbestrahlung, Thermophor, Röntgenbestrahlung) beschleunigt. Es gelingt manchmal durch wiederholte Punktion mit dicker Nadel und Aspiration des verkästen Inhaltes bei fortgesetzter Röntgentherapie die Drüse zum Schrumpfen und Ausheilen zu bringen. Ist die äußere Haut aber stark gerötet und mit der Drüse verwachsen, ein Übergreifen des tuberkulösen Prozesses auf die Haut zu befürchten, so ist es nicht nur zur Abkürzung der Behandlung, sondern auch kosmetisch vorteilhafter, von einer kleinen Inzision aus die Drüse mit dem scharfen Löffel auszuräumen. Bei fortgesetzter Röntgentherapie ist die Heilung meist in einigen Wochen beendet und die Narbe klein, linear, kosmetisch günstig.

Ist die Haut blaurot verfärbt, von Tuberkulose ergriffen *(Scrophuloderma)* so bleibt nur mehr die gründliche Excochleation, bzw. Exzision, und Verschorfung der Wundfläche mit

Pyrogallussalbe oder bald einsetzende Röntgenbestrahlung. In allen Fällen ist die Allgemeinbehandlung in möglichst ausgiebigem Maße fortzusetzen.

Behandlung der Knochen- und Gelenkstuberkulose.

Die Knochen- und Gelenkstuberkulose ist im Kindesalter vorwiegend Gegenstand der *Heilstättenbehandlung.* Die wunderbaren Erfolge, die seinerzeit Dr. *Rollier* in seinem Höhensanatorium Leysin in der Schweiz ohne Operation nur durch Freiluft- Liege- und Sonnenkur erreichte, waren für die damalige Zeit verblüffend. Eine ähnliche Heilanstalt besitzen wir jetzt auf der 1000 m hohen Stolzalpe bei Murau in Steiermark, die auch ansehnliche Erfolge aufzuweisen hat. Auch die Seehospize in Grado, San Pelagio und Rovigno am Adriatischen Meere lieferten günstige Ergebnisse, doch gab es hier öfter resistente Fälle, die später doch operiert werden mußten. Ähnlich erging es den carieskranken Kindern in den Jodbädern Hall in Oberdonau und Darkau in Schlesien. Diese waren bei der Nachkur nach operativen Eingriffen meist von günstigem Einfluß.

In den ersten Lebensjahren wird die Röntgentherapie häufig allein ausreichen, wenn es sich um kleine, mehr oberflächliche Herde *(Spina ventosa)* handelt. Erkrankte Gelenke sind durch abnehmbare Gipsschienen, Stärkeverbände, Stützapparate ruhigzustellen. Während die reinen *Gelenkskapsel*-Erkrankungen (Synovitis tuberculosa, *Kapselfungus)* in *frühem* Stadium (namentlich des Knies, der Hüfte oder des Ellbogengelenkes) bei 6- bis 12monatiger Ruhigstellung und Allgemeinbehandlung schon ausheilen, erfordern *Knochenherde,* namentlich wenn sie zu Sequesterbildung führen *(Caries necrotica),* meist den chirurgischen Eingriff (Evidement).

Sowohl bei der Röntgentherapie als auch bei den Operationen ist prognostisch entscheidend der Lungenbefund. Eine intensivere oder progrediente Lungenerkrankung wird für beide Behandlungsarten eine Gegenanzeige abgeben und nur die Allgemeinbehandlung zulassen. Bei chronischer, langdauernder Eiterung ist Harnuntersuchung auf Eiweiß und Wachszylinder *(Amyloid)* wichtig. Doch kann man auch hier noch durch einen radikalen Eingriff (Amputation! nicht Resektion!) Heilung erzielen, wie wir erlebt haben.

XIII. Erkrankungen der Haut und Schleimhäute.

Behandlung der Haemangiome.

Wir unterscheiden das flache *Haemangioma simplex (Feuermal)*, das über die Haut vorragende und in der Tiefe meist bis zur Fascie reichende succulente *Haemangioma cavernosum (Blutschwamm)* und das *Haemangioma racemosum (Rankenangiom)*, das aus größeren geschlängelten Venen besteht, die ein Konvolut bilden, in dem sich auch kavernöses Gewebe finden kann. Aber nicht nur in der äußeren Haut, auch im Muskel kann das kavernöse Haemangiom als kompressible Geschwulst auftreten, es kann auf Schleimhäuten und in parenchymatösen Organen (Leber) vorkommen. Wir konnten es wiederholt in der Oberschenkelmuskulatur finden und einmal auch in der Rückenmuskulatur, wo es unter der Haut eine handtellergroße Geschwulst bildete, welche bis an die Pleura reichte und sich zwischen die Brustwirbel erstreckte.

Die Haemangiome sind in der Regel angeboren, wachsen rascher als der übrige Körper, sollen daher möglichst frühzeitig zur Behandlung kommen, schon im Säuglingsalter. Für ein *flächenhaftes* Haemangiom *(H. simplex)* ist die Radiumbestrahlung oder Kohlensäureschneebehandlung das Verfahren der Wahl, eine dermatologische Angelegenheit. Sie heilen dann unter Hinterlassung von weißen Narben. Auch mit rauchender Salpetersäure oder Trichlor-Essigsäure kann man Feuermäler zerstören. Punktförmige Haemangiome z. B. an der Nase stichelt man einfach mit dem spitzen Thermokauter oder Elektrokauter oder mit einer glühenden Nähnadel.

Für das *kavernöse* Haemangiom ist das Auflegen der Radiumkapsel wegen zu geringer Tiefenwirkung nicht ausreichend. Ich sah wiederholt so behandelte Blutschwämme, die nur an ihrer Oberfläche entweder weiß vernarbt oder exulceriert waren, während das kavernöse Gewebe in der Tiefe weiterwucherte. Hier wird von Radiotherapeuten die Spickung, mit Radiumpfeilen empfohlen, ein Verfahren, das wegen seiner Schmerzhaftigkeit bei Kindern sicher Narkose erfordert, langwierig und unsicher in seiner Wirkung ist. Über den kosmetischen Endeffekt kann ich mich nicht äußern, doch dürfte es zur Bildung einer schrumpfenden Narbe kommen.

Behandlung der Haemangiome.

Das Verfahren der Wahl bei kavernösen Haemangiomen an Stellen, wo eine Narbe kosmetisch nicht so schwer ins Gewicht fällt, z. B. an der behaarten Kopfhaut, am Rücken, Bauch, Gesäß oder Oberschenkeln ist bei uns die *Exstirpation* und *Naht*. Damit ist mit einem Schlage die wachsende Geschwulst radikal beseitigt; die Heilungsdauer beträgt bei glattem Verlaufe 8 bis 10 Tage. Der Eingriff ist in Allgemeinnarkose möglichst rasch unter Blutsparung (durch Aufpressen der Hände in der Umgebung der Geschwulst durch den Assistenten) und exakter Blutstillung durchzuführen. Man muß sich beim Hautschnitt ca. $1/2$ cm weit entfernt vom Blutschwamm halten und auch in der Tiefe alles Haemangiomverdächtige, das an seiner dunkelroten Farbe kenntlich ist, mitnehmen.

Für kavernöse Geschwülste im Gesicht, an der Brust ebenso wie für das Rankenangiom empfehlen wir die Verödung durch *Injektion von 50- bis 60%iger Traubenzuckerlösung (Osmon, Varicosmon)*. Es gelang uns so, bei einem Säugling ein handtellergroßes Haemangioma racemosum der Schläfengegend in mehreren Sitzungen (ca. alle 4 Wochen Injektion von 10 cc Varicosmon und Druckverband) kosmetisch sehr günstig zum Verschwinden zu bringen.

Wir haben früher, ehe die Osmoninjektion eingeführt war, bei einem ausgebreiteten Muskelangiom die *Spickung mit Magnesium-Drahtpfeilen* (nach *Payr*) mit Erfolg angewendet. Es trat großenteils fibröse Schrumpfung ein, worauf man die restliche Geschwulst mit weniger Gefahr exstirpieren konnte. Dieses Verfahren kommt neben Radiumspickung und der Exstirpation beim tiefen Muskelangiom zur Erwägung.

Bei *sehr ausgebreiteten* kavernösen Haemangiomen oder in blutreichem Gewebe (Lippe, äußeres weibliches Genitale), wo eine Exstirpation kosmetisch nicht empfehlenswert ist und wiederholte Osmoninjektion in Stich gelassen hat, haben wir zu dem alten Mittel der *Ignipunktur* (Stichelung mit dem spitzen Thermokauter) gegriffen, mit der man das Wachstum ausgebreiteter Geschwülste am Rande eindämmen und die Geschwulst selbst in mehreren Sitzungen zerstören kann. Das Verfahren ist in bezug auf Gründlichkeit ziemlich sicher, und wenn man Arterien (z. B. **Art.** temporalis) und Nerven vermeidet, auch gefahrlos in bezug auf Nachblutung und Nervenschädigung. Der kosmetische Endeffekt ist ein verhältnismäßig günstiger, wenn man die einzelnen zu stichelnden Bezirke nicht zu groß nimmt und der Vernarbung Zeit läßt, die umgebende gesunde Haut heranzuziehen.

Warzen und Schwielen.

Warzen kommen bei Kindern häufig vor, meist an der *Hand* und *Fußsohle*. Hier werden sie oft für Schwielen, „Hühneraugen" gehalten, doch ist die Unterscheidung nicht schwer.

Die *Schwiele (Clavus)* ist eine Verdickung der Hornschichte der Epidermis, sie entsteht durch wiederholten, lang dauernden Druck an der Hohlhand durch Schwerarbeit, an der Sohle und den Zehen durch einen zu engen Schuh, zu dünne Schuhsohle, Barfußgehen usw., sie ist unscharf begrenzt, die Oberfläche glatt glänzend. Sie verschwindet von selbst, wenn die Ursache — der Druck — längere Zeit wegfällt.

Die *Warze (Verruca)* ist eine Wucherung des Papillarkörpers, ist kugelig, rundlich scharf begrenzt, ihre Oberfläche ist rauh, feinhöckerig. An den Fingern und am Handrücken werden sie auch vom Anfänger ohne Schwierigkeiten als solche erkannt. An der Sohle ist sie durch den Druck der Körperlast abgeflacht, oft kaum über die Oberfläche vorspringend. Das Charakteristische ist die runde oder ovale scharfe Begrenzung und die rauhe Oberfläche. Bei Fingerdruck darauf wird ein heftiger, stechender Schmerz geäußert.

Sie entstehen durch Unebenheiten an der inneren Schuhsohle, vorstehende Nägel, Falten im Leder, Plattfußeinlage, Steinchen im Schuh usw. Es ist wichtig, diese Ursachen zu beseitigen, da sonst auch nach gründlicher Entfernung der Warze ein Rückfall eintreten kann.

Da die *Schwiele* nach Entfernung der Ursache von selbst verschwindet — dies kann durch Bäder, erweichende Pflaster, wie Salicyl-Seifenpflaster usw. beschleunigt werden — ist eine Operation hier überflüssig. Bei Schwielen an den Füßen („Hühneraugen") hat der Schuster durch Anfertigung eines hygienischen Schuhes einzugreifen.

Anders bei den *tiefen Warzen* der *Sohle*, welche wuchernde Gebilde (Papillome) darstellen. Da sie auf Druck sehr schmerzhaft sind und das Gehen oft unleidlich machen, Bäder und erweichende Pflaster nur vorübergehend nützen, sind sie zu entfernen. Dies kann unblutig mit Diathermie oder Röntgenstrahlen geschehen. Wir kratzen sie mit dem scharfen Löffel gründlich aus, tragen die Ränder mit der Hohlschere ab und verschorfen die stark blutende Wundfläche mit dem Lapisstift, wodurch gleichzeitig die Blutung gestillt wird. Bei kleineren Kindern empfiehlt sich ein Ätherrausch zur Anästhesie, bei größeren kann der Eingriff durch $2^0/_0$ige Novocain-Injektion nach gründlicher Vereisung der Einstichstelle schmerzlos gemacht werden. Es ist wichtig, daß das Bein beim Einstich fest niedergehalten wird, da dieser trotz Vereisung oft noch schmerzhaft empfunden wird und eine reflektorische Zuckung im Bein auslöst.

In gleicher Weise wie an der Sohle behandeln wir auch die Warzen an anderen Körperstellen.

Verbrennungen und Verätzungen.

Verbrennung durch Feuer oder heiße Flüssigkeiten kommen bei Kindern leider ziemlich häufig vor, und ihre Prognose ist viel ernster als bei Erwachsenen, da namentlich beim Kleinkinde die Verbrennung eines viel kleineren Teiles der Körperoberfläche als beim Erwachsenen schon genügt, um den Tod herbeizuführen. Während man beim Erwachsenen ca. ein Drittel der Körperoberfläche als Grenze annimmt, genügt bei kleinen Kindern oft schon die Verbrennung einer Extremität, namentlich bei höherem Grade, für den letalen Ausgang.

Wir unterscheiden drei Grade der Verbrennung, je nachdem es sich um *Rötung* (I.), *Blasenbildung* (II.) oder *Verschorfung* (III.) der Haut handelt. Während bei der erstgradigen Verbrennung das Einstauben mit aseptischem oder leicht antiseptischem Streupulver genügt, wenden wir bei höheren Graden das *Tannin-Gerbungs Verfahren* an. Nach Desinfektion der Haut und aseptischer Abtragung der Blasen wird ein Umschlag mit sterilen, in $5^0/_0$ige wässerige Tanninlösung getauchten Tüchern gemacht. Die Tücher werden von Zeit zu Zeit durch Nachgießen von Tanninlösung angefeuchtet, bis sich an den Brandstellen ein dicker, schwarzer Schorf gebildet hat. Die Methode hat den Vorteil einer raschen Schmerzstillung und Verhinderung von Flüssigkeitsverlust (Serum) aus den Wunden. Statt Tanninlösung kann auch das salbenartige *Tannin-Brand-Gelée* aufgetragen und steril bedeckt werden. Der Verband bleibt 10 Tage liegen.

Brandwunden sind für *Sekundär-Infektion* mit *Erysipel, Scharlach, Diphtherie* sehr empfänglich, und es ist selbst für Fachleute nicht immer leicht, ein im Heilungsverlaufe auftretendes Exanthem (Erythem) als „Scharlach" oder nur „toxisches Erythem" zu erklären. Bei drittgradigen Verbrennungen haben wir auch mit $3^0/_0$igen Borwasserumschlägen gute Erfolge gehabt. Bei granulierenden Wunden kann die Überhäutung durch $2^0/_0$iges Pellidol-Vaselin beschleunigt werden. Für große Wundfläche ist Hautverpflanzung nach *Thiersch* unerläßlich.

Schwere Verbrennungen machen lange Zeit Fieber. Solche Kranke brauchen reichliche Flüssigkeitszufuhr in Form von Getränken (Milch usw.), oder wenn sie erbrechen, durch Infusion (subcutane oder Dauertropfinfusion) oder Tropfeinlauf (Mikroklysmen), ferner Herzstützen (Sympatol, Coffein, Coramin usw.). Krämpfe, Albuminurie, Darmblutungen deuten auf ungünstige Prognose.

Trotz wiederholter behördlicher Vorschriften sind *Laugenverätzungen* der Ernährungswege noch immer nicht vollkommen verschwunden. Die Art des Ätzmittels ist gewöhnlich von der Begleitung zu erfahren. Jedenfalls ist das Erbrochene oder der ausgeheberte Mageninhalt mit Lackmuspapier auf seine Reaktion zu prüfen und sein Geruch (nach Essig, Lysol, Benzin, Petroleum usw.) festzustellen. In frischen Fällen wird der Magen ausgehebert und bei *alkalischer* Reaktion mit leicht angesäuertem (Essig, Zitronensaft), lauem Wasser ausgespült. Bei *saurer* Reaktion setzen wir der Spülflüssigkeit Speisesoda oder Magnesia zu. Die Ernährung ist in der ersten Woche nach der Vergiftung eine ausschließlich flüssige, reizlose. Auftretende katarrhalische Erscheinungen der Bronchien werden entsprechend behandelt. Bei weiter günstigem Verlaufe wird nach einer Woche mit der Sondierung der Speiseröhre begonnen *(Salzer)*.

Hundebisse.

Sie sind meist unregelmäßige Wunden, die stets als infiziert zu betrachten sind. Oberflächliche Streifen oder lochförmige Verletzungen können nach Desinfektion mit Salbe oder feuchtem Verband versorgt werden. Größere, unregelmäßige, mit zerfetzten Rändern sind in ihrer ganzen Tiefe zu excidieren und die Haut namentlich im Gesichte zu nähen. In jedem Falle ist *Tetanus-Antitoxin* zu geben.

Wichtig ist die sofortige Frage, ob der Hund gesund ist oder krank *(tollwutverdächtig)*. In letzterem Falle ist das Kind sofort dem Schutzimpfungs-Institut zuzuführen, zumal Bißwunden im Gesicht bei Tollwut immer und rasch tödlich verlaufen.

XIV. Fremdkörper.

Fremdkörper kommen im Kindesalter verhältnismäßig häufig vor in den oberen Luftwegen, im äußeren Gehörgange und im Verdauungstrakt. Meist sind es Bohnen, Glasperlen, kleine Geldstücke, Reißnägel, Nadeln, Haarspangen, Teile von Spielzeugen, Schräubchen usw., die Kinder in ihrem Unverstand sich einführen oder in den Mund nehmen und dann unversehens verschlucken oder aspirieren.

Im *äußeren Gehörgange* sind Fremdkörper an ihrer Farbe meist leicht zu erkennen und durch Ausspritzen (mit lauem Wasser und Wundspritze) meist bald zu entfernen. Längliche und weiche Fremdkörper (Holzstückchen, Pflanzenstengel, Papier usw.) lassen sich auch mit einer Ohrpinzette extrahieren. Von harten, glatten, rundlichen Fremdkörpern wird dieses Instrument abgleiten und den Körper vielleicht noch tiefer gegen das Trommelfell treiben. Man kann so leicht Verletzungen noch hinzufügen. Hier ist Ausspritzen ungefährlich und erfolgreicher.

Bei der Entfernung von Fremdkörpern aus der *Nasenhöhle* verhält man sich ähnlich. Am einfachsten kann man zum Ziele kommen, wenn man das Nasenloch der nicht verlegten Seite zuhalten und nun die Luft durch die andere Seite kräftig herausblasen läßt. Bei kleinen Kindern kann man diesen Niesakt durch Einstreuen oder Einblasen von etwas pulverisiertem Pfeffer erreichen. Man kann auch den nicht verlegten Nasengang ausspritzen, während man vom Patienten die Luft kräftig herausblasen (schneuzen) läßt, wodurch die Spülflüssigkeit und der Druck hinter den Fremdkörper gelangt und diesen herauspreßt, ein Verfahren, das leider wegen Eindringens von Wasser in die Ohrtrompete für das Mittelohr nicht ganz gleichgültig ist.

Sehr gut eignet sich eine leicht gekrümmte Knopf- oder Hohlsonde, welche man unter Leitung des Auges (mit Nasenspiegel und Reflektor) über den Fremdkörper einführt, worauf man durch Heben des Griffes den Körper herausdrücken kann.

Bezüglich der Verwendung von Nasenpinzetten oder Kornzangen gilt hier dasselbe, was beim äußeren Gehörgange gesagt wurde.

Schwieriger ist manchmal das *Erkennen* des Fremdkörpers in der Nase, was peinlich werden kann, wenn die Anamnese nicht ganz sicher ist, der Fremdkörper schon mehrere Tage in der Nase steckt und die Schleimhaut stark verschwollen ist. Hier leistet eine Pinselung des unteren und mittleren Nasenganges mit 5- bis 10%$_0$iger Cocainlösung mit Adrenalin gute Dienste, indem sie die Schleimhaut zum Abschwellen bringt, wodurch der Fremdkörper sichtbar wird.

Bei jedem *einseitigen langdauernden eiterigen „Schnupfen"* soll man bei Kindern an einen Fremdkörper als Ursache denken, und die kranke Seite gut cocainisieren, man wird bei genauer Untersuchung dann manchmal eine Überraschung erleben.

In der *Mundhöhle, hartem* oder *weichem Gaumen, Wange, Zunge,* kommen Fremdkörper, meist abgebrochene Holzstückchen, Schottersteinchen usw. bisweilen vor, wenn Kinder beim Laufen auf schotterigem Boden oder mit einem Holzstück oder Spielzeug (Trompete usw.) im Munde gestürzt sind. Jede solche Wunde muß, ehe sie genäht wird, genau inspiziert werden.

Verschluckte Fremdkörper können, wenn sie spitzig sind (Reißnägel usw.), in der *hinteren Pharynxwand* oder, wie z. B. häufig Fischgräten, in den *Tonsillen* oder im *Zungengrund* stecken bleiben. Meist gelingt es durch direkte Inspektion (bei guter Beleuchtung und mit Stirnreflektor) oder mit dem tastenden Finger den Fremdkörper zu entdecken. Bei tieferem Sitz erfordert die Untersuchung mit dem Kehlkopfspiegel (erwärmen!) schon einige Übung.

Im *Oesophagus-Eingange* steckengebliebene Fremdkörper (Metallplättchen, Münzen, Ringe usw.) können, wenn sie mit der Fingerspitze erreicht werden, unter Leitung des Fingers mit einer gebogenen Kornzange, Schlundzange entfernt werden. Manchmal genügt schon der bei der Untersuchung durch den Finger ausgelöste *Brechreflex,* den Fremdkörper herauszubefördern. Tiefer in die Speiseröhre vorgedrungene rundliche Körper (Geldstücke, Kugeln usw.) läßt man am besten durch Verabreichung von

Butterbrot, Kraut, Kartoffeln in den Magen wandern, von wo sie dann nach mehrtägiger Fütterung mit schlackenreicher Kost auf ein Abführmittel (Ricinusöl) auf natürlichem Wege abgehen. Vor einer frühzeitigen Verabreichung eines Abführmittels, in den ersten Tagen nach dem Verschlucken möchte ich namentlich bei eckigen, scharfkantigen oder gar spitzigen Fremdkörpern unbedingt warnen, da durch die stark angeregte Peristaltik die schützende Hülle der Schlacke im Darm verloren gehen kann. Spitzige Fremdkörper (Nadeln, Holzspäne) bleiben nicht selten im *Rectum knapp oberhalb des Sphincters* stecken, sind dort durch digitale Untersuchung nachzuweisen, können aber, wenn sie unbeachtet bleiben, schwere Periproctitis hervorrufen. Es ist Pflicht in jedem Falle, wo sich der Abgang eines spitzigen Fremdkörpers stark verzögert, mit dem Finger im Mastdarm nachzusehen.

Wenn irgendwie möglich, ist jeder Kranke mit einem verschluckten Fremdkörper der *Röntgenuntersuchung* zuzuführen, das Verbleiben und Wandern des Fremdkörpers durch wiederholte Durchleuchtungen genau zu verfolgen, da sein längeres Verweilen an einer Stelle manchmal den Anlaß zu einem chirurgischen Eingriff geben kann. So bleiben längliche Fremdkörper, wenn sie die Speiseröhre und den Magen glücklich passiert haben, leicht in dem stark gekrümmten Duodenum *an der Flexura duodeno jejunalis* stecken, und es besteht bei mehr als eintägigem Verweilen daselbst die Gefahr einer Darm-Perforation.

Spitze Fremdkörper in der Speiseröhre sind mit dem *Oesophagoskop* anzugehen, was eine besondere Geschicklichkeit und bei Kindern Allgemeinnarkose erfordert. Das gleiche gilt für größere Fremdkörper, wenn sie ihren Platz in der Speiseröhre nicht rasch verändern, da schon nach 24 bis 48 Stunden Decubital-Geschwüre mit nachfolgender Perforation der Speiseröhre und eiteriger Mediastinitis auftreten können.

Ein *schwerer* Fremdkörper (z. B. eine Bleikugel) kann mehrere Tage im Magen liegenbleiben, bis er diesen verläßt. Mit flacher Rückenlage oder rechter Seitenlage gelingt es leichter, ihn zum Verlassen des Magens zu bewegen.

Schwierigkeiten können auch erwachsen, bei *Strikturen* der Speiseröhre, wie sie nach Laugenverätzungen bei Kindern leider nicht so selten vorkommen. In einem solchen Falle kann auch die *Oesophagotomie* notwendig werden.

Ein Fremdkörper im *Larynx* führt gewöhnlich rasch zur Erstickung, ehe man überhaupt dazukommt, ihn zu entfernen oder eine Tracheotomie auszuführen. Die erste Hilfe wäre hier von der Laienumgebung zu versuchen, in dem man das Kind auf den Kopf stellt und durch kräftige Schläge auf den Rücken den Körper erschüttert, um den Fremdkörper aus seiner Umgebung zu lösen. Doch handelt es sich bei dieser Form des Todes meist nicht um ein mechanisches Ersticken, sondern um einen von der Glottis ausgelösten reflektorischen Herztod durch Vagusreiz, den „Bolustod", wie er bei verschluckten Bissen im Larynx in den Vorlesungen über gerichtliche Medizin uns oft dargelegt wurde.

Passiert der Fremdkörper die Glottis, so bietet die *Bifurkation* das nächste Hindernis.

In einem auswärtigen Spital sah ich bei der Obduktion ein ca. 2jähriges Kind, das eine größere Bohne aspiriert hatte, die sich in der Bifurkation quergestellt hatte. Ein ärztlicher Eingriff war damals zu spät gekommen.

Günstiger liegen die Verhältnisse, wenn nur ein *Hauptbronchus* oder ein Bronchus zweiter Ordnung verlegt ist. Die subjektiven Beschwerden können bis auf Hustenreiz verhältnismäßig gering sein, und erst nach Tagen und Wochen weisen eine aufgetretene *eiterige Bronchitis* oder die Erscheinungen eines *Lungenabszesses* auf den Fremdkörper hin.

Auch beim aspirierten Fremdkörper ist die *Röntgenuntersuchung* dringend angezeigt, zumal es nicht immer ganz leicht ist, vorher klinisch festzustellen, ob der Fremdkörper in die Verdauungswege oder Luftwege gelangt ist. Die Durchleuchtung darf nicht nur mit weit offener Blende erfolgen, sondern es muß mit enger Blende systematisch Hals, Speiseröhre, Luftröhre und Lunge abgesucht werden.

So konnte es vorkommen, daß bei einem 6jährigen Knaben, der angeblich ein Blechröhrchen „verschluckt" hatte, bei der Durchleuchtung des Brustkorbes und Verdauungstraktes mit offener Blende — die Kleinstellvorrichtung war damals in Reparatur — ein Fremdkörper nicht gefunden wurde. Da keinerlei Atembeschwerden bestanden und der Knabe ganz munter war, wurde er nur zur Beobachtung in das Spital aufgenommen. Erst als eine eiterige Bronchitis und Fieber auftraten, wurde eine neuerliche Röntgenuntersuchung in einem anderen Spitale veranlaßt, wo ein ca. 7 cm langer und $^1/_2$ cm dicker schattengebender Fremdkörper im linken Hauptbronchus nachgewiesen wurde. Es gelang mir dann auch, den Fremdkörper mit dem Bronchoskop zu finden und zu extrahieren, worauf die bronchitischen Erscheinungen rasch abflauten und in Heilung übergingen. Der Fremdkörper erwies sich als ein dünnes Blechröhrchen, wie es zum Halten von Schreibkreide (Griffeln) benützt wird.

Häufig kommt ein *Holzspan* unter dem Fingernagel zur Behandlung. Es ist gewöhnlich morsches, brüchiges Holz. Oft ist schon vom Verletzten oder seiner Umgebung mit Messer oder Schere vergeblich versucht worden, den Span zu entfernen, so daß schließlich nichts mehr über den Nagelrand hervorragt. Man begnüge sich dann nicht, mit einer Splitterpinzette etwas von dem Span zu fassen, was gewöhnlich wieder abbricht, zumal wenn man fest zufaßt. Es ist zweckmäßiger, gleich einen kleinen Keil mit der Schere aus dem Nagel auszuschneiden, worauf sich der Span besser fassen und ohne besonderes Zusammenquetschen herausziehen läßt. Auch wird so das infizierte Nagelbett besser gelüftet. Jedenfalls verbinde man feucht oder mit Salbe und stelle den Finger mit einer Schiene ruhig. Morsches Holz splittert und bricht leicht. Man kann ein Stück entfernen und ein anderes bleibt dabei zurück; daher achte man genau, daß alles entfernt ist.

Stich- und Schnittwunden an der *Fußsohle* sollen immer Anlaß geben, nach einem Fremdkörper zu fahnden. Die Röntgenuntersuchung bleibt hier leider meist erfolglos. Die Wunden an der Fußsohle bei Barfußgängern und Badenden sind fast immer infiziert, und es entwickelt sich gewöhnlich eine Phlegmone. Bei der Inzision solcher Entzündungsherde suche man genau mit dem Auge (unter Blutleere) und mit dem Finger nach einem Fremdkörper. *Wochen-* und *monatelang eiternde Wunden* und *Fisteln* sollen immer den *Verdacht auf einen Fremdkörper* hervorrufen. Man wird dann mit der Sonde oder nach Dehnung der Wunde mit einer Kornzange zu seiner Überraschung auf ein Holzstück, einen Glasscherben oder Ähnliches stoßen, nach dessen Entfernung die Wunde rasch heilt. Ich sah bei solchen Fisteln manchmal Tuberkulose als Ursache annehmen, während ein Holzspan die Ursache war.

Dasselbe gilt auch für länger dauernde Eiterung aus *Operationswunden*, wo nicht selten Seidenfäden, leider auch manchmal ein Stückchen Gaze oder Gummi der Grund sind, namentlich wenn es sich um große Eiterhöhlen (Pleura-Empyeme, osteomyelitische Knochenhöhlen, Bauchhöhlenabszesse usw.) handelt. Auch abgestorbenes Gewebe, wie eine nekrotische Sehne oder ein Knochensequester, wirkt als Fremdkörper und drängt zur Entfernung.

Seltener kommt es vor, daß Fremdkörper aseptisch einheilen, wenn wir von dem bei Operationen verwendeten aseptischen Nahtmaterial (Seide, Draht, Platten, Drahtnetzen usw.) absehen. Nähnadeln, Geschoßkugeln oder -splitter, Glasstücke kapseln sich nicht selten ein, und der Verletzte weiß manchmal gar nichts vom Eindringen des Fremdkörpers, und eine Wunde oder Narbe ist kaum zu sehen. Dies gilt insbesondere für *Nadeln*. Hier ist die Hilfe der Röntgenuntersuchung wertvoll. Das Auffinden von Nadelfragmenten, namentlich in Muskelpartien, stelle man sich nicht so einfach vor. Es erfordert immerhin einige Übung. Erstens muß der Fremdkörper *röntgenologisch gut lokalisiert* sein, wenn möglich mit Aufnahmen in zwei zueinander senkrechten Achsen, und der „*Nahpunkt*" an der Haut bezeichnet sein. Zweitens suche man mit *guter Anästhesie* möglichst unter *Blutleere*, da oft zuerst das Auge das schwarz oxydierte Nadelstück im blutleeren Fett oder Muskelgewebe sieht. Manchmal tastet man eher den harten Fremdkörper im weichen Gewebe, doch können Nadeln hiebei unbemerkt weitergeschoben werden und bei einer neuerlichen Röntgenkontrolle ihren ursprünglichen Platz verlassen haben. In gleicher Weise wirken Muskelkontraktionen im Arm oder Bein. *Rundliche* Körper (Projektile usw.), die schon länger eingekapselt sind und sich mit einer Kornzange oft schlecht fassen lassen, entfernt man nach Spaltung der Kapsel zweckmäßig mit einem *scharfen Löffel*.

XV. Mißbildungen an der Wirbelsäule und den Fingern.

Angeborene Spaltbildungen der Lendenwirbelsäule (Spina bifida) und Geschwulstbildungen daselbst (Meningocele spinalis).

Ist der Abschluß des Wirbelkanales an seiner Hinterseite (gewöhnlich im Lendenabschnitt) kein knorpeliger oder später knöcherner, sondern nur ein fibröser, d. h. sind die Wirbelbogen gespalten, so kann sich an dieser Stelle eine Vorwölbung der

Rückenmarkhäute bilden, welche mit Liquor gefüllt ist und Ausläufer des Rückenmarks (Cauda equina) enthalten kann. Ist die Haut über der Geschwulst dick, annähernd normal, so ist ein Eingriff nicht dringend nötig. Sind die Hüllen aber sehr dünn, oft durchscheinend, besteht wegen Spannung die Gefahr eines Durchbruches des flüssigen Inhaltes oder bereits eine Liquorfistel, so ist der Eingriff wegen der drohenden raschen Infektion (Meningitis) schon in den ersten Tagen nach der Geburt vorzunehmen. Vorher ist das Wichtigste, das Operationsgebiet möglichst aseptisch zu halten und namentlich vor Verunreinigung mit Stuhl zu bewahren. Meist bestehen Lähmungserscheinungen (vollständige oder teilweise) in den Beinen mit Beugekontraktur in den Kniegelenken und Hakenfußstellung, Lähmung des After- und Blasenschließmuskels mit Inkontinenz und Mastdarmvorfall. Die Kinder sind stets naß und bekommen trotz sorgsamer Pflege rasch hartnäckige Ekzeme, welche einen aseptischen Eingriff an der Bruchgeschwulst sehr erschweren.

Die Prognose ist leider auch trotz einer glatt verlaufenen Operation und Wundheilung meist eine ungünstige, da bestehende Lähmungen durch den Eingriff in keiner Weise günstig beeinflußt werden, anderseits sich früher oder später ein Hydrocephalus entwickelt mit allen seinen deletären Folgen. Nach den Obduktionsbefunden ist dieser die Folge einer aufsteigenden milden Meningitis, welche zur Verwachsung des Foramen Magendie führt und den Liquorabfluß aus dem 4. Ventrikel versperrt. In manchen Fällen gelingt es durch den Balkenstich nach *Bramann* den im 3. Ventrikel gestauten Liquor in den Subarachnoidealraum abzuleiten. Auch wiederholte Punktion der Seitenventrikel kann, wenn auch nur vorübergehend, Erleichterung bringen.

Polydaktylie. Syndaktylie.

An der Hand ist es gewöhnlich der Daumen, welcher eine Doppelanlage zeigt, aber auch an der Kleinfingerseite kommen fingerähnliche Anhänge vor. Besteht die Verbindung mit der Hand nur in einer dünnen Hautbrücke, so kann diese schon in frühem Alter durchtrennt werden. Vor der Abtrennung einer überzähligen breit angesetzten Daumenanlage prüfe man das Röntgenbild und die Funktionsmöglichkeit des zurückbleibenden Fingers und operiere erst, wenn das Kind schon wenigstens mehrere Monate alt ist.

Ähnlich verhalten wir uns bei überzähligen Zehen.

Auch bei der Verwachsung zweier Finger miteinander greife man nicht zu früh ein. *Spitzy* hat zwar einen sehr sinnreichen Apparat angegeben, der schon beim Säugling anzuwenden ist. Die Verbindungsbrücke (Schwimmhaut) wird zwischen zwei Keilen, welche durch Schrauben allmählich einander genähert werden können, eingeklemmt und durch zeitweiliges Anziehen der Schrauben soweit verdünnt, daß sie schließlich fast unblutig mit der Schere durchtrennt werden kann.

Wir haben dieses Verfahren nie erprobt, sondern im Alter von 1 bis 2 Jahren nach Umschneidung eines längeren zungenförmigen Lappens von der Dorsalseite der Hautbrücke *(Zeller)* diese hoch hinauf durchtrennt und den Lappen zwischen die Finger zur Volarseite hineingeschlagen und angenäht, die Fingerwunden durch Nähte verkleinert. Die Plastik nach *Didos-Nelaton* eignet sich wegen der Zartheit der Gewebe nur für größere Kinder.

Die Zusammenwachsung von Zehen hat keine funktionelle Störung zur Folge, so daß eine operative Behebung nur kosmetische Gründe haben kann.

MIX
Papier aus verantwortungsvollen Quellen
Paper from responsible sources
FSC® C105338

If you have any concerns about our products,
you can contact us on
ProductSafety@springernature.com

In case Publisher is established outside the EU,
the EU authorized representative is:
**Springer Nature Customer Service Center GmbH
Europaplatz 3, 69115 Heidelberg, Germany**

Printed by Libri Plureos GmbH
in Hamburg, Germany